Kelly Noonan Gores

HEAL

Verändere Dein Bewusstsein, verändere Deinen Körper, verändere Dein Leben!

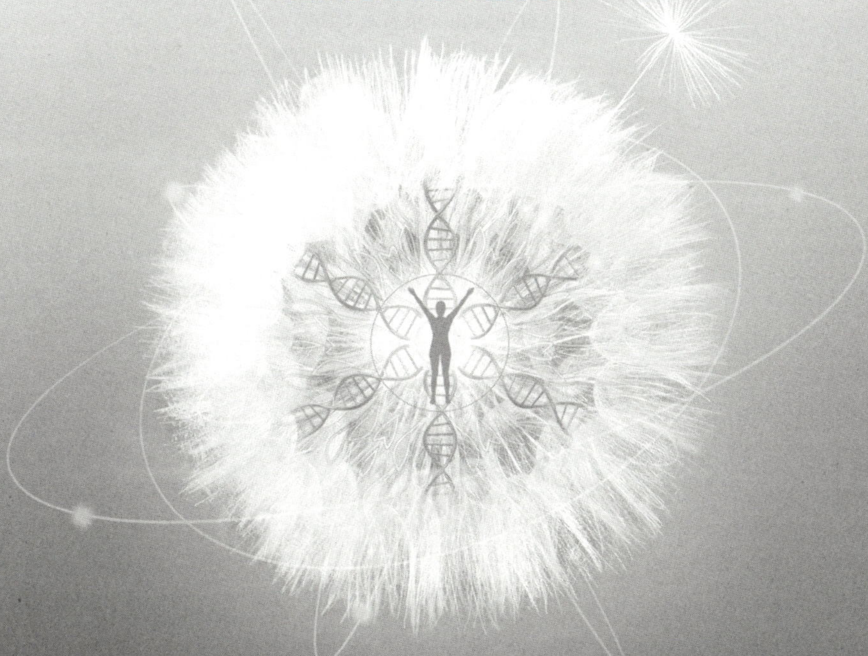

Aus dem Englischen von Ulrich Magin

SCORPIO

Die amerikanische Originalausgabe erscheint 2019
unter dem Titel »HEAL« bei Beyond Words Publishing, Inc.,
Hillsboro, Oregon, USA.

FSC
www.fsc.org
MIX
Papier aus verantwortungsvollen Quellen
FSC® C014889

1. Auflage
Deutsche Erstausgabe

Übersetzung: Ulrich Magin
Alle Fotos im Innenteil des Buches stammen von Heal Film, LLC
mit Ausnahme von S. 201 und 213
Umschlaggestaltung: Guter Punkt, München
Layout und Satz: Danai Afrati & Robert Gigler, München
Druck und Bindung: Pustet, Regensburg
ISBN: 978-3-95550-306-2

www.scorpio-verlag.de

*Dieses Buch ist Ihnen gewidmet, liebe Leserin,
lieber Leser, wo immer Sie sich auf Ihrer Reise zur Heilung
gerade befinden. Möge es den starken Heiler in Ihnen erwecken
und Ihnen auf dem Weg zurück zur kraftvollen Gesundheit
eine Stütze sein!*

Inhalt

Vorwort von Dr. Joe Dispenza

In welch einer fantastischen Zeit leben wir! Seit der Jahrtausendwende sind Informationen – und das mehr als in jeder Zeit zuvor im Laufe der Geschichte der Menschheit – immer leichter zugänglich geworden. Wir leben in einer schönen neuen Welt. Und in diesem großartigen Informationszeitalter wird Nichtwissen zu einer bewussten Entscheidung. Durch die neuen Technologien können wir jeden Tag exponentiell in immer mehr Bereichen immer mehr eigenständige Entscheidungen treffen. Da Informationen nur einen Klick weit entfernt sind, können wir uns neu, anders und besser entscheiden. Es braucht keinen Lehrer und keine formale Ausbildung mehr, um an Informationen zu gelangen, die früher ausschließlich in den Händen von Behörden, Experten und Torwächtern des Wissens waren. Dadurch finden immer mehr Menschen weltweit den Mut, aktiv ihre eigene Diagnose zu recherchieren und ihren Lebensstil entsprechend radikal zu verändern. Millionen Menschen erkunden alternative Heilmethoden (ohne einen Arzt zu konsultieren oder Medikamente zu schlucken), und das mit beträchtlichem Erfolg. Wieder andere versenken sich, ohne einen Priester, Pastor oder Rabbi zu fragen, ganz tief in das bereits gut erforschte Wissen der alten Religionen, der Theologie und der Natur unserer Wirklichkeit. Diese Forschungen verschaffen ihnen profunde mystische Erfahrungen, die ihr gesamtes Leben für immer verändern.

Bei neuen Informationen ermöglicht das Verständnis dieses neuen Wissens einen umfassenderen Sinn der Bewusstheit Ihrer selbst und Ihrer Umwelt. Er erhebt Sie über Ihre gewohnte, alltägliche Wahrnehmung der Wirklichkeit. Die Bewusstheit von etwas »Neuem« führt auf eine neue Bewusstseinsebene, und ein Wandel im Bewusstsein bedeutet auch einen Wandel in der Energie. Als Ergebnis stärkt und erweckt Sie das Wissen. Warum? Weil Wissen, damals wie heute, vor allem eines ist und sein wird: *Macht*.

Je mehr Sie über sich selbst erfahren, desto mehr Eigenverantwortung können Sie übernehmen. In einem gewissen Sinne übernehmen Sie die Macht über sich selbst, indem Sie sich nicht länger für ein hilfloses Opfer halten, das blind daran glaubt, keinerlei Kraft zur Veränderung des eigenen Lebens zu haben. Der Erwerb von Wissen kann dazu führen, dass Sie nicht länger Ihre Macht unbewusst an jemanden oder etwas abgeben (oder sich auf jemanden oder etwas verlassen), das Ihr Leben für Sie erledigt. Deshalb bereitet das Informationszeitalter den Weg für eine neue Ära des Bewusstseins.

Aus neurowissenschaftlicher Sicht bedeutet Lernen, dass neue Synapsen verbunden werden. Jedes Mal, wenn Sie etwas Neues lernen, knüpft Ihr Gehirn Tausende frische Netzwerke, die sich als Muster ins Gehirn einprägen. Die jüngsten Forschungsergebnisse belegen, dass sich die Zahl der Verbindungen in Ihrem Gehirn wortwörtlich verdoppelt, wenn Sie sich nur eine Stunde lang auf ein Konzept oder eine Idee konzentrieren. Diese neuen Fußabdrücke des Bewusstseins sind die physischen Belege, dass Sie durch Interaktion mit der Umgebung etwas erlernt haben. Dieselben Forschungen zeigen jedoch auch, dass diese neuen Netzwerke binnen Stunden oder Tagen in sich zusammenfallen, wenn Sie über das Erlernte nicht immer wieder neu nachdenken oder sich die Zeit nehmen, es ganz zu verstehen. Das Lernen knüpft neue Synapsen, das Erinnern wartet und erhält die neuen Verbindungen.

Alleine durch ein bisschen Konzentration und Wiederholung wird also eine intellektuelle Information in Ihrer Biologie verankert. So kann Wissen Sie verändern. Sie sehen die Dinge nicht so, wie *sie* sind, sondern so, wie *Sie* sind. Sie setzen Ihrem Gehirn eine neue Brille auf, durch die es die Welt betrachten kann, und eine Nebenwirkung davon ist das Begreifen neuer Möglichkeiten – Möglichkeiten, die Sie nicht einmal erkennen konnten, bevor Sie dieses neue Wissen hatten. Unser Gehirn »sieht« nur so, wie es programmiert wurde, was bedeutet, dass es nur sieht, was Sie schon kennen.

Die Menschen machen ihr Bestes aus dem, was sie wissen; wissen sie von einer Sache nichts, könnte man sagen, dass es diese für sie nicht gibt. Entsprechend kann man sagen, dass etwas entsteht, indem sie sich dessen gewahr oder bewusst werden. Allerdings ist ein solcher Wissenserwerb noch bar jeder Erfahrung. Erkennen Sie eine neue potenzielle Wirklichkeit oder Möglichkeit, müssen Sie deshalb mit diesem Wissen etwas anfangen.

Das bedeutet: Je genauer Sie wissen, was Sie tun und warum Sie es tun, desto leichter wird das *Wie*. Und deshalb geht es hier und heute nicht mehr darum, dass etwas *gewusst* wird – sondern um das *Gewusst, wie*.

Als Mensch, der nach Wahrheit, Wissen, Weisheit und Information strebt, liegt Ihre nächste Aufgabe darin, Ihr Wissen anzuwenden, es zu personalisieren und zu zeigen, was Sie philosophisch und theoretisch gelernt haben. Das bedeutet, dass Sie neue und andere Entscheidungen treffen, die erfordern, dass Sie sich mit Ihrem Körper beschäftigen. Richten Sie Ihr Verhalten an Ihren Absichten aus, Ihr Handeln an Ihrem Denken – dann machen Sie neue Erfahrungen.

Erfahrungen bereichern die Synapsenverbindungen in Ihrem Gehirn. Begrüßen Sie neue Erfahrungen, dann baut dieses Ereignis am intellektuellen Kreislauf im Gehirn mit – und verstärkt ihn. In dem Augenblick, in dem sich die Kreisläufe zu Netzwerken organisieren, schüttet das Gehirn einen entsprechenden chemischen Wirkstoff aus. Wir nennen ihn ein Gefühl oder eine Emotion. In dem Augenblick, in dem Sie sich durch das neue Erlebnis froh, gesund und vollständig fühlen, lehren Sie Ihren Körper chemisch, was Ihr Geist intellektuell begriffen hat. So gelangt die neue Information in Ihren Körper und nicht nur in den Geist, und sie verändert Ihren gesamten Seinszustand. Sie gewöhnen wahrlich Ihren Körper an einen neuen Geist. Und in diesem Augenblick richten sich Körper und Geist auf die neue Information aus.

Man kann also sagen, dass Wissen zum Geist und Erfahrung zum Körper gehört. Sie beginnen nun, die *Wahrheit dieser Philosophie zu verkörpern*. Indem Sie das tun, schreiben Sie Ihre biologische Programmierung neu und geben neuen Genen auf neue Weise ein Signal, weil neue Informationen aus der Umwelt eintreffen. Wir wissen aus der Epigenetik, dass wir, wenn die Umwelt den Genen etwas meldet und das Endergebnis der Umwelterfahrung eine Emotion gewesen ist, im wahrsten Wortsinne neuen Genen auf neue Art ein Signal geben. Und da alle Gene Protein herstellen und die Proteine für die Struktur und Wirkweise des Körpers ursächlich sind (der Selbstausdruck der Proteine ist der Selbstausdruck des Lebens), ändern Sie tatsächlich Ihr genetisches Schicksal. Das lässt vermuten, dass Sie Ihren Körper in einem Augenblick heilen können.

Und wenn Sie einmal eine Erfahrung erzeugen können, dann sollten Sie es auch ein zweites Mal schaffen. Treffen Sie dieselben Entscheidungen und erzeugen Sie dadurch immer wieder dieselben Erfahrungen, dann konditionieren Sie im Laufe der

Zeit Ihren Geist und Ihren Körper neurochemisch dazu, als Einheit zu wirken. Haben Sie etwas so oft getan, dass der Körper ebenso gut wie der Geist weiß, wie es geht, geschieht es automatisch, natürlich und mühelos. Kurz gesagt, wird es zur Fähigkeit, zur Gewohnheit, zur Lebensweise. Haben Sie diese Ebene des Könnens erreicht, müssen Sie nicht mehr länger darüber nachdenken, wie Sie es tun. Dann haben Sie wahrlich Ihren Daseinszustand verwandelt, denn nun ist die Information integraler Bestandteil von Ihnen. Sie beginnen, die *Philosophie zu meistern*. Sie sind zu diesem Wissen geworden.

So erwachen gerade viele gewöhnliche Menschen auf der ganzen Welt und tun das, was jahrhundertelang für ungewöhnlich gehalten wurde. Indem sie das tun, gehen sie vom Philosophen zum Initianten und zum Meister über, vom Wissen zur Erfahrung und zur Weisheit, vom Geist zum Körper und zur Seele, vom Denken zum Tun und zum Sein und vom Lernen mit dem Kopf zum Praktizieren mit der Hand und zum Wissen aus dem Herzen heraus. Und das Schöne daran ist, dass uns allen die biologische und neurologische Ausrüstung dafür zur Verfügung steht.

Das Ergebnis Ihrer wiederholten Mühen verändert nicht nur, was Sie sind, sondern es erzeugt zusätzliche Möglichkeiten im Leben, die ein Ergebnis Ihrer Bemühungen sind. Warum sonst tun Sie es? Und was meine ich mit dem Wort *Möglichkeiten?* Ich spreche von der Heilung von Krankheiten und von Ungleichgewichten sowohl im Körper wie im Geist. Ich spreche darüber, wie Sie sich selbst ein besseres Leben erschaffen, indem Sie nicht mehr die immer gleichen unbewussten Entscheidungen treffen, die von den Traumata der Vergangenheit programmiert wurden. Merzen Sie diese alten Entscheidungen, Verhaltensweisen und Erfahrungen aus und leben Sie mit neuen Entscheidungen, Verhaltensweisen und Erfahrungen, dann kann sich das Ergebnis in einer neuen Arbeitsstelle, einer neuen Beziehung, neuen Chancen und neuen Abenteuern des Lebens zeigen.

Das Buch und der Dokumentarfilm *Heal* gehören zu einer neuen und anderen Art des Journalismus, der weit mehr umfasst als eine Gruppe Wissenschaftler, Forscher oder Heiler, die neue Theorien über unsere Gesundheit vertreten. Weil Sie normale Leute beobachten – Menschen wie du und ich –, die mit unterschiedlichen Heilmethoden experimentieren, die grundlegend die Gesundheit zu transformieren vermögen, ist *Heal* eine praxisorientierte und wahrhafte Untersuchung der Heilung. Diese Geschichten von persönlicher Verwandlung und Transformation sind nicht die typische Hollywood-Story eines glamourösen Triumphs gegen alle Widerstände, sondern Berichte ganz gewöhnlicher Menschen, die – um echte Fortschritte in ihrer Genesung zu erfahren – tief in sich geblickt haben, um herauszufinden, was es wirklich braucht, um Gedanken, Gefühle und Taten stetig zu verändern. Es sind wahre Berichte, und sie sprechen uns unmittelbar an.

Als mich Kelly Noonan Gores bat, bei dem Dokumentarfilm *Heal* mitzuwirken, war ich über alle Maßen froh, dass sich endlich jemand ans Werk machte, auf einer ganz neuen Ebene zu untersuchen, wie man von chronischen Krankheiten genesen kann. Ich war erleichtert, dass sie bei ihrer Arbeit auf Beweise gestoßen war, denn diese stellen die nächsthöhere Ebene an Information dar. Sie sprechen lauter als jede Stimme.

Es ist eine Geschichte, die endlich erzählt werden muss, und ich freue mich sehr, dass Kelly das so ernsthaft, klar und mit offenem Geist getan hat. Sie zeigt, dass es möglich *ist,* dass der Geist den Körper heilt. Mein Forschungsteam und ich haben tatsächlich mehrere Experimente durchgeführt, die belegen, dass die Heilung im Geist beginnt. Wir wissen heute, dass unser Geist ununterbrochen auf unseren Körper einwirkt und dass unser Körper ununterbrochen auf unseren Geist einwirkt. Das bedeutet, dass man den Geist ändern muss, wenn man den Körper ändern will – und umgekehrt. Bedenken Sie, dass Sie, um Ihre Reise der Heilung anzutreten, zunächst erkennen müssen, wie Sie darüber denken, um dann Ihre Gedanken und Gefühle zu verändern.

Die längerfristigen Auswirkungen von Stresshormonen können genetische Hebel umlegen und Krankheiten auslösen. Stress bedeutet, dass Gehirn und Körper aus dem Gleichgewicht kommen, von Natur aus stellt die Stressreaktion des Körpers dieses Gleichgewicht wieder her. Im Stress zu sein ist gleichbedeutend mit einem immerwährenden Notstand, bei dem es ums Überleben geht. Eine längere Zeit im Notfallmodus zu leben raubt dem Körper die natürlichen Ressourcen für die Heilung. Alle Organismen in der Natur tolerieren kurzfristige Stresszustände; befinden wir uns aber ständig im Stress, dann schaltet sich die Stressreaktion ein, und wir können sie nicht mehr abschalten. Und das macht uns krank. In einfachen Worten: Wir vergeuden sämtliche Lebenskraft des Körpers auf eine – *reale* oder *imaginäre* – Gefahr der Außenwelt, und in uns ist keine Kraft mehr für Wachstum und Genesung.

Aufgrund der Größe des menschlichen Vorderhirns und des Neocortex können wir Gedanken realer machen als alles andere. Das legt nahe, dass eine Stressreaktion schon erfolgt, wenn wir an ein Problem nur denken oder uns künftige Worst-Case-Szenarios vorstellen. Überdenken Sie das. Ihre Gedanken machen Sie wirklich krank. Das ist ein gutes Beispiel für die Verknüpfung von Körper und Geist. Und es stellt sich die Frage: *Wenn uns unsere Gedanken krank machen können, können uns unsere Gedanken dann auch gesund machen?*

Mein Forschungsteam und ich wollten herausfinden, ob das so ist. Wir nahmen eine Gruppe von 117 Probanden und maßen zu Beginn eines viertägigen Workshops das Stresshormon Cortisol. Wir maßen zudem einen chemischen Marker des Immunsystems, das Immunoglobulin A (IgA). IgA ist eines der stärksten Körperagenzien bei der Bekämpfung von Bakterien, Viren, Pilzen und Keimen. Es wirkt besser als eine Grippeimpfung. Wir baten die Teilnehmer, jeden Tag unter meiner Anleitung zehn bis fünfzehn Minuten lang Emotionen wie Angst, Wut, Frust, Trauer und Ressentiments gegen positive Gefühle wie Dankbarkeit, Wertschätzung, Freundlichkeit, Liebe und Freude einzutauschen. Wir brachten ihnen bei, das Herz zu öffnen und die betreffenden Emotionen wahrhaft zu empfinden.

Nach vier Tagen sank ihr Stresshormonspiegel um mehr als 16 Prozent. Wichtiger noch: Im Schnitt erhöhte sich ihr IgA-Spiegel um 49,5 Prozent. So mächtig werden Sie, wenn Sie gelernt haben, Ihre Gedanken und Gefühle selbst zu beherrschen. Die Teilnehmer an der Studie stärkten ihr Immunsystem ganz einfach um fast 50 Prozent, indem sie ihre Innenwelt veränderten. Nur durch das Denken wurde neuen Genen etwas gemeldet, die dann innerhalb von Tagen neue Proteine (IgA) produzierten. Kein Medikament, keine von außen eingeführte Substanz erreicht das. Ihr Nervensystem ist der beste Apotheker.

Andere Studien zeigen, dass in vier Tagen eine Gruppe aus willkürlich ausgewählten Probanden, die ihr Denken veränderten, andere Entscheidungen trafen, neue Verhaltensweisen zeigten und neue Emotionen erlebten, ihre Gene ebenfalls verbessern konnten. Das Ergebnis: Gene, die Krebswachstum und Tumore reduzierten, wurden geregelt. Gene, die Stammzellen signalisierten, verletztes Gewebe zu reparieren, und zwar gemeinsam mit den Genen, die oxidativen Stress verringern, wurden binnen 96 Stunden aktiviert. Die Botschaft dieser Ergebnisse lautet, dass wir unseren Genen nicht ausgeliefert sind. Wir sind unser eigener Gentechniker.

Gehen wir einen Schritt zurück und betrachten die drei Arten von Stress. Physischer Stress besteht dann, wenn eine Verletzung, ein Unfall oder ein Trauma den Körper aus dem Gleichgewicht bringt. Chemischer Stress ist das Ergebnis langfristiger Exposition gegenüber Toxinen, Bakterien, Viren, schlechten Blutzuckerspiegeln, Allergien, Katern, falscher Ernährung oder Umweltgiften – die alle die Fähigkeit des Körpers zur Aufrechterhaltung der inneren Ordnung schädigen können. Schließlich gibt es den emotionalen oder psychologischen Stress, der im Westen die Ursache von 75 bis 90 Prozent aller Arztbesuche ist. Verkehrsstaus, schlechte Internetverbindungen, finanzielle Probleme, Familientragödien, alleinerziehende Elternschaft sowie Konflikte und Termindruck bei der Arbeit können alle zum emotionalen oder psychologischen Stress führen.

Weil jeder Stress letztendlich zu psychologischem Stress wird, ist die Fähigkeit, Ihre psycho-emotionalen Reaktionen handzuhaben, tatsächlich einer der besten Wege zu Ihrer Gesundheit. Warum? Weil Sie, wenn Sie auf die äußeren Umweltbedingungen immer auf dieselbe emotionale Weise reagieren, denselben Genen in derselben Weise Signale senden. Folglich bleibt Ihr Gesundheitszustand immer gleich oder verschlechtert sich sogar. Das ist der beste Weg in ein genetisch bestimmtes Schicksal.

Ich habe bei meiner mehr als dreißigjährigen Arbeit mit chronisch Kranken die Erfahrung gemacht, dass, wenn es drei unterschiedliche Arten von Stressoren gibt (physisch, chemisch und emotional), die zu einem Ungleichgewicht im Körper führen, es auch drei Arten gibt, den Körper wieder ins Gleichgewicht zu bringen – physisch, chemisch und emotional. Yoga, Akupunktur, Sport, Chiropraktik und Massagen können physischem Stress entgegenwirken und so das physische Gleichgewicht im Körper wiederherstellen. Gesündere Nahrungsmittel, eine Reduktion der Kalorien und die Einnahme von Vitaminen, Kräutern und Medizin können im Verbund ein besseres chemisches Gleichgewicht erzeugen. Die Summe aller Mittel, die den Geist beruhigen und ihn sich der Gedanken und Gefühle bewusster werden lassen, erzeugt emotionales Gleichgewicht. Und Meditation, Energiepsychologie, EMDR (Desensibilisierung und Verarbeitung durch Augenbewegung), EFT (Techniken der Emotionalen Freiheit) oder Psychotherapie bringen unser neuroemotionales Gleichgewicht zurück.

Nach meinem Verständnis zieht eine Rekalibrierung von zweien dieser drei Systeme, wenn sie wieder im Gleichgewicht sind, das dritte System automatisch mit. Wird jemand beispielsweise physisch und chemisch ausgeglichener, kommt es auch zum emotionalen Ausgleich. Wird er chemisch und emotional ausgeglichener, dann wird er vermutlich auch physisch ausgeglichener. Und ebenso wird jemand, der physisch und emotional ausgeglichener wird, dadurch auch chemisch ausgeglichener.

Und darum geht es in diesem Buch. Es leitet Sie an, wie Sie Ausgeglichenheit und Gesundheit erlangen können. Sie erfahren, dass die westliche Medizin eine fantastische Hilfe bei akuten Zuständen ist. Wenn Sie sich den Arm brechen oder einen Blinddarmdurchbruch erleiden, sollten Sie als Erstes einen Arzt aufsuchen. Um jedoch von einer chronischen Krankheit zu genesen, müssen Sie Ihren Lebensstil ändern. Schlucken Sie nur eine Pille oder ein paar Medikamente, um die Symptome zu lindern, ist das noch lange keine Heilung. Um wahrhaft zu heilen, müssen Sie die Art verändern, wie Sie denken, handeln und fühlen. Aus der Gesamtheit des Denkens, Tuns und Fühlens setzt sich Ihre Persönlichkeit zusammen, und Ihre Persönlichkeit erschafft sich ihre eigene Realität. Ändern Sie Ihre Persönlichkeit und Sie verändern Ihre eigene Realität.

Ich habe bei meiner eigenen Reise der Heilung, wie auch bei den Tausenden von Fällen, die ich in den letzten zwanzig Jahren untersuchte, festgestellt, dass Heilung bedeutet, dass man gewissermaßen zu jemand anderem wird.

Kelly und ich glauben beide, dass Gesundheit und Wohlbefinden in einer Gemeinschaft genauso ansteckend wirken können wie eine Infektion, die eine Krankheit verursacht. Es ist nicht einfach, unseren Heilungsprozess zu entzaubern und das Ganze in einem leicht verständlichen Stil auszudrücken. Kelly zeigt Ihnen auf einzigartige Weise, was Ihnen möglich ist.

Lesen Sie dieses wunderbare Buch mit einem offenen Geist und dann nehmen Sie sich die Zeit, seine Prinzipien im Alltag anzuwenden. Denn es wurde geschrieben, um Ihr Leben zu verändern.

Danke, Kelly!

Dr. Joe Dispenza
Autor des *New-York-Times*-Bestsellers *Du bist das Placebo – Bewusstsein wird Materie*

Einleitung

Vor knapp zehn Jahren dachte ich zum ersten Mal darüber nach, einen Dokumentarfilm über die schier unglaubliche Selbstheilungskraft unseres Körpers und die starke Wirkung unseres Geistes auf unsere Gesundheit und unser Leben zu drehen. Die Saat wurde gelegt, nachdem ich Bruce Liptons Buch *The Biology of Belief* (Deutsch: *Intelligente Zellen: wie Erfahrungen unsere Gene steuern*) gelesen hatte. Ich weiß noch, wie ich dachte: *Also bestimmen die Gene unser Leben nicht? Das muss doch jeder wissen!* Als ich einen Gottesdienst von Dr. Michael Bernard Beckwith im Agape International Spiritual Center besuchte, war das der erste Lichtstrahl, der diese Saat zum Keimen brachte. Dr. Beckwiths Worte inspirierten mich, meinem Herzen zu folgen. Denn er lehrte, dass eine Vision, die uns anzieht, ein sicheres Zeichen dafür ist, dass wir in Einklang sind mit der Aufgabe unserer Seele.

Ich merkte, dass ich, immer wenn ich von unserem Geist und unserem Heilungspotenzial als Menschen sprach, ganz kraftvoll und leidenschaftlich wurde. Das motivierte mich, alles darüber zu lesen, zu lernen und in Erfahrung zu bringen. Und dann las ich vor rund drei Jahren das Buch, das mit den letzten Anstoß zu meinem Film gab, Anita Moorjanis *Dying to Be Me* (Deutsch: *Heilung im Licht: Wie ich durch eine Nahtoderfahrung den Krebs besiegte und neu geboren wurde*). Die Woge der Inspiration, die mich durchdrang, als ich ihre bemerkenswerte Geschichte beendet hatte, verlieh mir die Gewissheit, dass ich es einfach tun musste. *Wenn Anitas physischer Körper solch eine traumatische Sache heilen kann, dann schafft das jeder!* Anders gesagt: Alles fügte sich wie von Gott gegeben. Ich entschied mich, meiner Leidenschaft zu folgen, den großen Sprung ins Unbekannte zu wagen und einen Dokumentarfilm mit meinen liebsten Lehrern zu diesem Thema zu drehen. Und natürlich enttäuschten mich Dr. Beckwiths Predigten nicht. In genau dem Augenblick, in dem ich der Vision meines Herzens folgte, unternahm das Universum alles, damit es klappte. Ich könnte den Arbeitsprozess am Film als ununterbrochenen *Flow* beschreiben. Natürlich gab es Hindernisse und Schwierigkeiten, aber ich fühlte deutlich, dass mir eine Kraft half, die größer war als ich. Diese Kraft ermöglichte es mir, mich fallen zu lassen und daran zu glauben, dass der Film gedreht werden musste. Ich war der Bote.

Als der Film anlief, war er sofort ein Erfolg. Die vielen positiven Reaktionen zeigten mir, wie viel seine Ideen bei den Menschen auslösten. Ich fasste Mut, verließ mich auf diese Dynamik und machte mich an die Buchversion, um die Botschaft noch weiter zu verbreiten. Ich hatte schon immer gern geschrieben, also war ich äußerst dankbar für diesen natürlichen nächsten Schritt. Als eifrige Leserin – die Kraft von Selbsthilfebüchern löste meine Reise der Heilung aus – überlegte ich mir, dass die Buchversion von *Heal* den Lesern nicht nur die Möglichkeit böte, die Botschaft mit nach Hause zu nehmen, sondern mir auch die Chance, manches detaillierter und tiefgreifender darzustellen, als es im Film möglich war.

······

Viele haben mich gefragt, ob ich zu dem Film *Heal* inspiriert wurde, als ich einen nahestehenden Menschen an eine bösartige Krankheit verlor oder ob ich selbst bereits einmal schwer erkrankt gewesen wäre. Zum Glück lautet die Antwort auf beide Fragen Nein. Und doch entfachten einige meiner (weniger schlimmen) gesundheitlichen Probleme schon früh ein Interesse an althergebrachten und natürlichen Heilmethoden.

Ein Erlebnis hatte ich in meiner Highschoolzeit. Ich war 16 Jahre alt und kam von einem Campingausflug zurück. Dann lag ich eine Woche mit grippeartigen Symptomen im Bett. Nach meiner Genesung blieben die Lymphdrüsen im Hals monatelang geschwollen. Mein Arzt checkte mich auf das Pfeiffer'sche Drüsenfieber und den Epstein-Barr-Virus – beide Male mit negativem Ergebnis. Er verschrieb mir Antibiotika, um die hartnäckige Entzündung zu bekämpfen, aber es nutzte nichts. Als nach zehn Monaten meine Lymphknoten immer noch golfballgroß aus meinem Hals standen (nicht gerade einfach für ein Mädchen in der Highschool), entschloss sich mein Arzt zu einer Lymphknotenbiopsie. Ich erhielt eine Narkose, ein Chirurg schnitt zweieinhalb Zentimeter lang in meinen Hals. Die Biopsie zeigte, dass die Schwellung gutartig war.

Einige Wochen danach begleitete ich meine Mutter nach der Schule zu ihrem Chiropraktiker. Der betastete meine Drüsen und meinte, ich sollte doch eine Woche lang ein paar Schluck Apfelessig pro Tag trinken. Meine Mutter trieb Essig mit Blaubeergeschmack auf, der trinkbar war, und ich befolgte seine Anweisungen. Und tatsächlich: Acht Tage später waren meine Drüsen wieder normal groß und gesund. Nach so vielen Arztbesuchen, einer Operation und drei Dosen Antibiotika stellte sich heraus, dass ich nur eine Flasche Essig aus dem Reformhaus gebraucht hatte. Für mich brach diese Erfahrung den Bann, weil man mir immer erzählt hatte, dass nur die Schulmedizin heilen kann. Ich hatte neues Vertrauen und eine neue Liebe für alternative, natürliche Methoden.

Seitdem ist meine Neugier über den Körper, seine Funktionsweise und darüber, wie Heiler Menschen erfolgreich durch unkonventionelle Methoden kurieren können, stets wach geblieben. Auf meiner Reise lernte ich viele Bereiche kennen, an denen sich Wissenschaft und Spiritualität die Hände reichen. Es verblüfft mich nach wie vor, weshalb traditionelle Heilmethoden wie Akupunktur, Energiemedizin, Kräuterheilkunde und Meditation, die seit Jahrtausenden erfolgreich eingesetzt werden, von der Schulmedizin nicht längst anerkannt sind. Diese Verwunderung und meine Neugierde bringe ich in meine Erkundung der traditionellen und neuen Grenzen des Heilens und Wohlbefindens ein.

Ich bin keine ausgebildete Ärztin. Ich bin auch keine Wissenschaftlerin. Ich bin nur eine Expertin für meine eigenen Lebenserfahrungen. Im Laufe der letzten zwanzig Jahre habe ich unzählige Heiler, alternative Therapeuten und Heilpraktiker in der Hoffnung aufgesucht, hier die Geheimnisse der wahren Gesundheit und des Glücks aufzudecken. Ich lernte Holistische Ernährung am Institute of Integrative Nutrition in New York. Ich beschäftigte mich mit Psychologie, Spiritualität, Quantenphysik, Energie, überlieferter Weisheit und vielen Formen des Heilens. Und obwohl ich fest daran glaube, dass Ernährung und Lebensstil maßgeblich für die Gesundheit sind, ist mir auch klar geworden, dass unser Geist und unsere Gedanken und Überzeugungen eine unmittelbare und mächtige Wirkung auf unseren Körper ausüben.

Ich bin absolut überzeugt, dass wir über mehr Heilkraft verfügen, als man uns glauben macht. Sie müssen mir das aber nicht einfach glauben – ich war unterwegs und habe führende Wissenschaftler, Ärzte und Lehrer auf dem Gebiet der ganzheitlichen Heilkunde befragt, zum Beispiel Deepak Chopra, Bruce Lipton, Marianne Williamson, Michael Bernard Beckwith, Kelly Turner und viele andere.

Heal verlässt sich aber nicht nur auf diese großen Denker, es handelt auch von wirklichen Heilungen von Leuten, denen ich begegnet bin. Eine Heilung kann äußerst komplex und sehr persönlich werden. Sie geschieht aus vielerlei Gründen. Sie kann sich sogar spontan ereignen. Die inspirierenden und emotionalen Geschichten der Überlebenden werden uns zeigen, was funktioniert und was nicht und warum das so war. Ich bin der festen Überzeugung, dass die Erfolgsgeschichten dieser Menschen unseren eigenen Glauben an unsere Möglichkeiten stärken können.

Dieses Buch will zu einem Bewusstseinswandel beitragen, es will erhellen, was wirklich die Wurzel der Seuche chronischer Krankheiten ist, und was bei ihrer Heilung wahrlich möglich ist. Jüngste wissenschaftliche Ergebnisse belegen, dass wir nicht Opfer unserer unveränderlichen Gene sind; wir sollten auch nicht jeder beängstigenden Diagnose glauben. Denn tatsächlich haben wir viel mehr Kontrolle über unsere Gesundheit und unser Leben, als man uns gelehrt hat. Das Buch gibt Ihnen Kraft durch ein neues Verständnis der Wunder wirkenden Natur des menschlichen Körpers und des außergewöhnlichen Heilpotenzials, das in uns allen ist.

Lassen Sie uns beginnen.

1
Was ist Gesundheit?

»Die natürlichen Kräfte sind
die wahren Heiler der Krankheiten.«
HIPPOKRATES

Zu viele Menschen fühlen sich machtlos, was ihre Gesundheit anbelangt. Die moderne Gesellschaft lehrt uns, wir seien unseren Genen ausgeliefert, folgten also einem völlig zufälligen (oder bereits entschiedenen) Schicksal. Nur Ärzte in weißen Kitteln mit einem Stethoskop um den Hals und einem Wunder wirkenden Rezeptblock können uns davor bewahren. Sind aber Tablettenpackungen und Operationen wirklich die beste Lösung?

Fast die Hälfte der Einwohner der USA leidet an einer chronischen Krankheit.[1] Die Antwort ist also viel komplexer und liegt nicht in der Verschreibung von Pillen oder einer OP. Unter einer chronischen Krankheit versteht man einen Zustand, der andauert oder sich dauerhaft auswirkt, oder aber eine schwer heilbare Krankheit. Man spricht oft von *chronisch,* wenn die Erkrankung länger als drei Monate dauert, im Gegensatz zu einem akuten Zustand, der plötzlich eintritt und in den meisten Fällen auch schwerwiegender ist. Der Unterschied zwischen einer akuten Erkrankung und einer chronischen Erkrankung ist von Bedeutung, denn – wie Sie in diesem Buch noch erfahren werden – eines der größten Probleme unserer geschwächten Gesundheit und unseres angeschlagenen Gesundheitssystems ist, dass wir das akute Modell auch bei chronischen Krankheiten anwenden. Deshalb gelangen wir nie an die Wurzel des Problems und genesen langfristig nicht.

Noch heute ist die Diagnose Krebs so schrecklich wie vor vierzig Jahren, und er ist leider noch viel zu weit verbreitet. Angstzustände und Depressionen sind, so scheint es, so häufig wie Erkältungen, Autoimmunerkrankungen sind so alltäglich wie Hitzepickel im Sommer. Im letzten Jahrhundert haben Wissenschaft und Technologie schnellere Fortschritte gemacht als je zuvor, und doch sind wir kränker und depressiver als je zuvor.

Was ist hier los? Ist unsere Welt so vergiftet, dass Krankheiten unvermeidlich geworden sind? Natürlich tragen die Chemikalien in den industriell verarbeiteten Lebensmitteln und in unseren Haushaltswaren zu Krankheiten bei. Doch *Heal* ist nicht ein weiteres Buch über Diät, Ernährung und nachhaltiges Leben. *In diesem Buch geht es um die tiefe Vernetzung unseres Geists mit unserer Physis – und wie tief greifend sich unsere Gedanken, Überzeugungen und Gefühle auf unsere körperliche Gesundheit auswirken.*

»Geben Sie Ihr Bestes, bis Sie es besser wissen.
Wenn Sie es dann besser wissen, machen Sie es besser.«
MAYA ANGELOU

Wie sich Stress auswirkt

Wie definiert sich »Gesundheit«? Wikipedia schreibt: »Gesundheit wird, auf den einzelnen Menschen bezogen, als Zustand des körperlichen und/oder geistigen subjektiven Wohlbefindens aufgefasst.« Körperliches Wohlbefinden bedeutet frei sein von Krankheit – uns geht es *wohl*. Eine gute Gesundheit sollte eigentlich unser natürlicher Zustand sein, so wie auch Blumen auf der Wiese blühen, ohne dass sie dafür etwas »tun« müssen. Wenn wir krank werden, dann fragen wir uns manchmal, was uns »aus der Bahn geworfen« hat, was unseren natürlichen Zustand aus dem Gleichgewicht brachte. Nach allem, was die Experten sagen, ist der größte Übeltäter Stress.

Die beängstigende Wahrheit über Stress

Seit 35 Jahren praktiziere ich als Arzt und habe in der Zeit viele Patienten untersucht. Ich habe viel Verrücktes gesehen und komme immer mehr zu dem Schluss, dass der letztendliche Auslöser jeder Krankheit der Stress ist.

DR. JEFFREY THOMPSON

Bei 90 Prozent der Leute ist es der Stress, der sie krank macht – und der Arzt verschreibt ihnen Antidepressiva und jede Menge anderer Medikamente.

JOAN BORYSENKO, PHD

Es gibt drei Arten von Stress. Es gibt da den physischen Stress, also Unfälle, Verletzungen, Stürze oder Traumata. Dann gibt es den chemischen Stress, etwa aufgrund von Bakterien oder Viren, Hormonen und Schwermetallen in Nahrungsmitteln,

> durch einen Kater oder den Blutzuckerspiegel. Und dann gibt es noch den emotionalen Stress, etwa Familiendramen, Verluste, sowohl des Arbeitsplatzes oder finanzieller Art. Durch all das geraten Gehirn und Körper aus dem Gleichgewicht.
>
> **DR. JOE DISPENZA**

Im heutigen Informationszeitalter sind wir ununterbrochen schlechten Nachrichten ausgesetzt, spüren den Druck, mit den Nachbarn mitzuhalten, und verlieren immer mehr unsere Einbindung in die natürlichen Rhythmen und Zyklen der Welt. Das alles bringt unermesslichen emotionalen Stress mit sich. In einem Artikel, der 2016 in *Time* erschien, steht: »Die Millennials sind die Generation nach dem 11. September, sie wuchsen in einem Klima der wirtschaftlichen und nationalen Unsicherheit auf. Sie kennen die Zeit nicht mehr, als Terrorismus und Amokläufe an Schulen noch etwas Besonderes waren. Sie wuchsen auf, während ihre Eltern die Finanzkrise zu meistern hatten, und kamen – das ist vielleicht am wichtigsten – in die Pubertät zu der Zeit, als die Technologie und die sozialen Medien die gesamte Gesellschaft revolutionierten.«[2]

Die Häufigkeit von Depressionen und Ängsten nimmt bei Teenagern schlagartig zu, weil der Druck, den die sozialen Medien aufbauen, ihnen das Herz bricht. Unsere Kultur ist längst viel zu wettbewerbsorientiert geworden, jeder muss immerzu etwas »leisten«.

Gesellschaftliche, politische und umweltbedingte Ursachen sind sehr wahrscheinlich am Anstieg der jährlichen Zahl von Teenagern mit depressivem Vorfall beteiligt, der in den USA zwischen 2005 und 2014 37 Prozent betrug.[3] Heute weisen Schüler an der Highschool häufiger schwere Ängste auf und suchen zweimal so oft wie in den 1980ern einen Berater für psychische Krankheiten auf.[4] Das ist nur für die Konzerne, die Antidepressiva und ADHS-Medikamente herstellen, eine gute Nachricht. Weniger gut ist sie für den Körper und die Seele unserer sich entwickelnden Kinder.

Zu diesem Anstieg der emotionalen Stressoren erleben wir das gleichzeitige Ansteigen chemischer Stressoren in der modernen Welt. Schuld ist der Trend zu immer größeren Portionen und immer mehr Convenience bei unserer Ernährung …

- Unsere Nahrungsmittel enthalten immer mehr billige Chemikalien und Konservierungsstoffe.
- Wir essen immer weniger Saisongemüse und mehr importierte Nahrungsmittel, die auf der anderen Seite der Erde geerntet und auf ihrer zweiwöchigen Reise zu uns zur Reifung mit Gas besprüht werden.
- Wir nehmen gentechnisch veränderte Nahrung zu uns und Produkte von Tieren, die gegen ihre Natur ernährt wurden, nämlich mit Hormonen und Antibiotika. All das wirkt sich schädlich auf diejenigen aus, die sie konsumieren.

Das Center for Food Safety schreibt: »Man schätzt, dass in den Vereinigten Staaten rund 75 Prozent aller industriell verarbeiteten Lebensmittel im Supermarkt genetisch veränderte Inhaltsstoffe enthalten.«[5] Diese »nahrungsmittelähnlichen Substanzen« belasten gemeinsam mit chemischem Stress unseren Körper enorm. Unser Verdauungssystem wird verwirrt, es erkrankt, unser Immunsystem kommt beim Entgiften, Ausbessern und Regenerieren nicht mehr nach. Aber schädliche Chemikalien stecken nicht nur in Nahrungsmitteln. In vielen Reinigungsmitteln und Kosmetik enthalten, stören sie zudem unseren Hormonhaushalt und belasten unseren Körper mit Toxinen. Indem wir immer mehr auf natürliche Inhaltsstoffe verzichten, entfernen wir uns immer mehr von unserem natürlichen, gesunden Zustand.

Da unser Immunsystem durch den Dauerbeschuss aus emotionalem und chemischem Stress angegriffen und überwältigt wird, sind wir anfälliger für Bakterien, Viren und andere Pathogene in unserer Umwelt. Es ist mittlerweile offensichtlich, dass unser moderner, in Plastik verpackter bequemer Lebensstil ein zweischneidiges Schwert ist. Wie also machen wir das Beste aus dem, was uns Wissenschaft und Technik zu bieten haben, und schützen uns gleichzeitig vor den schädlichen Nebenwirkungen unseres Fortschritts? Die Antwort liegt in uns.

Wie zeigt sich Stress heute?

Spüren wir eine Bedrohung, reagierten wir früher mit der Aktivierung von Adrenalin, mit dem berühmten Kampf-oder-Flucht-Reflex. Wenn ein Säbelzahntiger Sie jagt – wie viel Energie möchten Sie dann zur Verfügung haben, um vor ihm davonzulaufen? Die Antwort fällt nicht schwer: Sie wollen 100 Prozent Ihrer Energie, um vor dem Tiger zu fliehen.

BRUCE LIPTON, PHD

Jahrhundertelang, vor Tausenden von Jahren, war Flüchten oder Kämpfen eine ziemlich sinnvolle Reaktion, weil es ja tatsächlich zu lebensbedrohlichen Konfrontationen mit wilden Tieren kam. Heute geht es aber um den Gatten oder den Chef oder um eine Rechnung, die nächste Woche fällig wird, und doch reagieren wir immer noch so, als wäre unser Leben bedroht. Wir schütten Cortisol, Adrenalin und Noradrenalin aus.

PETER CRONE

Wenn Sie immerfort einen Flucht-oder-Kampf-Reflex durchlaufen, dann mobilisieren Sie innere, gefühlsmäßige Ressourcen, Ihr K.-o.-System, Ihr Immunsystem, Ihre höheren Gehirnregionen, und Sie stecken all diese Kraft in Ihre Muskeln, um für Ihr Leben zu kämpfen. Dann leidet Ihr Erinnerungsvermögen, Sie können sich schwer konzentrieren, verdauen schlechter, werden mit Giftstoffen nicht mehr fertig und schaden Ihrem Immunsystem, und zwar chronisch und immerzu.

DR. JEFFREY THOMPSON

Die Stressreaktion des Körpers ist auf eine schnelle Energiegabe ausgerichtet – kämpfe oder stirb, wenn du dein Leben retten willst –, doch derzeit laufen wir einen chronischen Stressmarathon. Wenn wir uns nicht die Chance geben, auch einmal auszuruhen und uns zu erholen, gefährden wir unsere Gesundheit. Es trägt dazu bei, ruhiger und zentrierter zu werden, wenn Sie Möglichkeiten der täglichen Stressreduktion für sich entdecken – ob Sie nun Sport treiben, meditieren, spazieren gehen oder einfach nur auf elektronische Unterhaltung verzichten. Dann kann sich Ihr Körper mit neuer Kraft aufladen und in den Zustand des Wohlbefindens zurückfallen.

Laufen Sie tagtäglich einen Stressmarathon? Oder nehmen Sie sich Zeit für Erholung und Regeneration? Welche zwei täglichen Praktiken könnten Sie aufgreifen, um besser mit Ihrem Stress zurechtzukommen?

••••••

Als Kind, so erinnere ich mich, faszinierte mich die Heilkraft meines Körpers. Wenn ich mir das Knie aufschürfte, säuberte meine Mutter den Kratzer, ließ einen Regen aus Küssen darauf fallen – und dann heilte es wie von selbst. Damals kam es mir wie Zauberei vor, dass mein Knie nur wenige Tage später wie neu aussah und dass man den Kratzer nicht mehr sehen konnte. Wir aber haben die unserem Körper innewohnende Kraft der Heilung aus den Augen verloren, weil uns die Gesellschaft derart konditioniert hat, dass wir einen Arzt brauchten, der uns rettet, oder eine Medizin, die uns wieder gesund macht.

In jeder Fernsehserie, in jedem Spielfilm, an die ich mich aus meiner Kinderzeit erinnere, gab es einen Mann im weißen Kittel mit einem kleinen schwarzen Koffer mit lebensrettenden Mitteln, der ins Haus kam, wenn jemand krank war. Heute zeigen TV-Serien lieber eine dramatische Lebensrettung in der Notaufnahme. Alle diese Bilder haben uns gelehrt, dass wir jemand anderen brauchen, der unsere Krankheiten oder Verletzungen behandelt und heilt. Die Ärzte können einen Knochenbruch richten, und doch ist es die natürliche Intelligenz der DNA, die in jeder Zelle steckt, die eigentlich den Knochen regeneriert und heilt. Eine liebende Mutter desinfiziert einen Kratzer, und doch ist es die natürliche Intelligenz und Funktionsweise des Immunsystems, die das Gewebe neu aufbaut, regeneriert und letztendlich heilt.

Aber wirkt dieselbe Heilkraft auch bei komplexeren chronischen Krankheiten wie Krebs, Autoimmunerkrankungen und mentalen Erkrankungen wie Depression und Alzheimer? Genau diese Frage brachte mich dazu, mich auf diese Expedition zu begeben und die Experten zu befragen. Wie weit reicht unsere innere Heilkraft denn tatsächlich?

Unsere natürliche Intelligenz

Es gibt Eizelle und Sperma, und sie finden sich. Dann beginnen diese Zellen etwas Neues. Sie beginnen sich zu teilen und zusammenzuarbeiten und werden zu Gehirn, Knochen, Augen, Fingern, Zehen, Herz und Leber. Eine natürliche Intelligenz bringt die Zellen dazu, aus einem Embryo ein Baby zu bilden. Es gibt eine natürliche Intelligenz, die aus einer Eichel eine Eiche macht. Es gibt eine natürliche Intelligenz, die die Planeten um die Sonne kreisen lässt. Und genau diese natürliche Intelligenz ist auch in unserem Körper tätig. Genau jetzt atmen Ihre Lungen, schlägt Ihr Herz.

MARIANNE WILLIAMSON

Jene Intelligenz, die uns das Leben schenkt, die unser Essen verdaut, die unser Herz am Schlagen und unser vegetatives Nervensystem am Laufen hält – ist der beste Heiler der Welt. Wir brauchen nur eins zu tun: uns ihm nicht in den Weg stellen.

DR. JOE DISPENZA

Im Laufe des Fortschritts unserer Gesellschaft haben wir uns immer weiter von der Natur und ihren natürlichen Rhythmen, Funktionen und Regeln entfernt. Wir brauchen jetzt das rechte Gleichgewicht von traditioneller Weisheit und Naturmedizin und dem Einsatz der besten und ungefährlichsten technologischen Mittel, die uns die Wissenschaft zur Verfügung stellt. Die Natur kann sich in ihrer gewaltigen und komplexen Schönheit perfekt entfalten, bis sich ihr etwas Künstliches, Menschgemachtes in den Weg stellt. Die Natur erhält ihr Gleichgewicht und reguliert sich selbst, sie regeneriert sich und reinigt sich. Beim Körper des Menschen ist es ebenso. Unser Körper reguliert sich selbst und heilt sich. Die Technologie (elektrisch wie chemisch) und ein von Angst erfülltes Bewusstsein (Unzulänglichkeit, Gier und die Illusion der Getrenntheit) versperren uns den Weg. Es ist höchste Zeit, die neue Wissenschaft mit der traditionellen Weisheit zu verschmelzen und den Einklang und die Harmonie wiederherzustellen, die in der Natur so deutlich zu erkennen sind.

»Die größte Täuschung des Menschen ist seine Überzeugung, es gäbe Ursachen jenseits seines eigenen Bewusstseinszustandes.«

NEVILLE GODDARD

Sie sind der Architekt Ihrer Heilung

Die beste Wissenschaft heute zeigt uns, dass jedes Organ unseres Körpers sich in der richtigen Umgebung selbst heilen kann. Selbst jene Organe, von denen man das lange Zeit nicht glaubte, etwa das Rückenmark, Gehirngewebe, Herzgewebe, Speicheldrüsengewebe und Prostatagewebe. All diese Organe sind so beschaffen, dass sie sich unter den richtigen Bedingungen und in der richtigen Umgebung selbst reparieren und heilen. Aber unter welchen Bedingungen? Das ist eine gute Frage. Ganz sicher sind das Umweltbedingungen wie Wasser, Luft oder die Beschaffenheit unserer Nahrung. Andere können chemisch sein wie etwa Nahrungsergänzungen oder die Kräuter, die unsere Vorfahren noch mit großem Erfolg zur körperlichen Heilung einsetzten, bevor es überhaupt eine moderne Medizin gab. Und ich finde all das interessant.
Was mich aber wirklich fasziniert, ist unsere innere Umgebung. Die Umgebung, von der uns der Buddha so anschaulich erzählt hat, als er meinte, jeder Mann und jede Frau sei Architekt seiner Heilung und seines eigenen Schicksals.

GREGG BRADEN

Die Geist-Körper-Verbindung ist jene »innere Umgebung«, von der Gregg Braden spricht. Wenn es um unsere Körpergesundheit geht, ist sie vielleicht der bedeutendste Faktor. Natürlich spielen die äußere Umgebung und unser selbst gewählter Lebenswandel – was wir essen, was wir trinken, welche Luft wir atmen – eine bedeutende Rolle für unseren allgemeinen Gesundheitszustand, aber die vielleicht allerwichtigsten Faktoren in Bezug auf unsere Heilung sind die Gedanken unseres Geistes und die Empfindungen unseres Herzens.

»Ihr Körper ist einfach der lebende Ausdruck dessen,
was Sie über die Welt denken.«
CARL FREDERICK

Die moderne Medizin fängt gerade an, die neuen wissenschaftlichen Erkenntnisse zu verarbeiten, die belegen, dass der Geist auf den Körper einwirkt. In diesem Buch entdecken wir, wie unsere Gedanken, Überzeugungen und Emotionen sich auf unsere Gesundheit auswirken – wahrscheinlich sogar stärker noch als Ernährung und Sport oder eine Verschreibung. Wir erfahren, dass unser Körper dazu bestimmt ist, sich selbst zu heilen, und wie wir den mächtigen Heilmechanismus in uns in Gang bringen. Und damit übernehmen wir wieder die Verantwortung für unsere Gesundheit.

Wir brauchen ganz gewiss die Schulmedizin. Ich bin froh, in einer Zeit zu leben, die so viel über unseren physischen Körper weiß. Aber bis wir die ganze Wahrheit über die Wirkweise der Interaktion von Körper und Geist kennen, bleiben wir hilflose Opfer in einer verängstigenden Welt. Körper und Geist sind tief miteinander verbunden, und wir *alle* sind tief mit der uns umgebenden Welt verbunden. Wenn es um die Heilung unserer Körper geht, ist so viel mehr möglich, als man uns glauben macht. Indem wir diese Geheimnisse enthüllen, ermöglichen wir eine wahrhaft selbstbestimmte Entscheidung und schöpfen unser Leben jeden Tag zur Gänze aus.

Unsere Körper sind nicht nur dazu bestimmt zu heilen, sondern zu erblühen.

Fazit aus Kapitel 1

Es ist an der Zeit, über die Epidemie chronischer Erkrankungen zu sprechen und Korrekturen vorzunehmen, die uns zu unserem natürlichen Zustand von Gesundheit und Wohlbefinden zurückführen.

90 Prozent aller Krankheiten, wegen deren ein Arzt aufgesucht wird, lassen sich auf Stress zurückführen.

Es gibt grundsätzlich drei Arten von Stress: physikalisch, chemisch und emotional – und jede davon kann den Körper aus dem Gleichgewicht bringen.

Unsere Körper verfügen über die natürliche Intelligenz, die uns am Leben hält und uns reguliert und regeneriert, ohne dass wir darüber nachdenken.

Unsere Gedanken, Überzeugungen und Emotionen wirken extrem stark auf unsere physische Gesundheit ein.

Wir müssen die Verantwortung für unsere Gesundheit übernehmen und Wege finden, die Verbindung von Geist und Körper zu nutzen und den mächtigen Heiler in uns wachzurufen.

2
Der Körper ist keine Maschine

»Wollen Sie das Geheimnis des Universums erkennen,
dann denken Sie in Begriffen wie
Energie, Frequenz und Schwingung.«
NIKOLA TESLA

Die Qualität der Gesundheitsversorgung, besonders in den Vereinigten Staaten, verschlechtert sich ständig. Die Kosten steigen, das generelle Wohlgefühl sinkt. Nach dem National Health Council and Centers for Disease Control and Prevention »betreffen chronische Erkrankungen ungefähr 133 Millionen Amerikaner, also insgesamt mehr als 40 Prozent der Gesamtbevölkerung des Landes. Bis 2020 wird die Zahl auf geschätzte 157 Millionen steigen, davon haben 81 Millionen multiple Erkrankungen.«[6] Chronische Krankheiten sind der Hauptfaktor der alljährlichen Kosten des Gesundheitswesens in Höhe von 3,3 Billionen Dollar.[7]

Es lässt sich kaum noch drum herumreden. Unser modernes medizinisches Modell hat versagt. Aber neue Wissenschaftsbereiche wie die Quantenphysik haben längst belegt, dass unser Körper enger mit unserem Geist und mit unseren Emotionen verknüpft ist, als es die Schulmedizin je für möglich gehalten hätte. Was man früher für Hokuspokus hielt, hat die Wissenschaft längst bewiesen. Heilmethoden wie Akupunktur, Klangheilung, Energiemedizin und der Einsatz von Kräutern und Nahrungsmitteln als Medikamente nennt man zwar noch »alternativ«, tatsächlich aber gibt es sie bereits seit Jahrtausenden, seit der Zeit unserer Urahnen und ihrer uralten Traditionen.

Ich sprach mit Gregg Braden, einem der einflussreichsten spirituellen Menschen, der für den Templeton-Award nominiert wurde, darüber, warum unser Gesundheitssystem uns nicht gerecht wird. »Für uns beginnt die Wissenschaft vor 300 Jahren, als Isaac Newton die Naturgesetze formulierte«, erklärte er mir. »Diese Gesetze behaupten, dass das Leben durch Zufall entstanden ist, dass wir von unserem Körper abgetrennt und ganz allgemein ohnmächtig sind, wenn es um unsere körperliche Heilung geht. Sie besagen zudem, dass wir getrennt sind von der Welt außerhalb unseres Körpers. Wir haben nicht nur fast keinen Einfluss auf das, was in uns geschieht, wir haben auch keinen Einfluss auf die Welt außerhalb unseres Körpers.«

1859 veröffentlichte Charles Darwin *The Origin of Species*, das Gründungswerk der Evolutionsbiologie. Er erklärte, die Natur beruhe auf Wettbewerb und Kampf, nur der Stärkste überlebe. »Diese Idee, wir seien abgetrennte Wesen, alles sei im Wettstreit, sind so tief in uns verwurzelt, dass wir sie als gegeben hinnehmen«, meint Gregg. »Darwin konnte zu seiner Zeit noch nicht wissen, was wir heute wissen. Er ahnte nichts von Zellen und Neuriten und der DNA, die wir selbst ja auch erst vor Kurzem entdeckt haben. Wir wissen auch, dass ein Feld alles miteinander verbindet. Das bereitet der Wissenschaft Probleme, weil alle Berechnungen darauf gründen, dass es ein solches Feld nicht gibt.«

Also, wo ist die moderne Medizin falsch abgebogen?

Die Wissenschaft wandelt sich, und wir müssen Schritt halten

Seit drei Jahrhunderten arbeitet unsere Medizin mit Voraussetzungen, die auf dem Werk von Descartes, Newton und sogar Darwin beruhen: die Vorstellung, Symptome seien ohne Bedeutung, der Körper eine Maschine, die vollgestopft ist mit Organen mit Bedienknöpfen, die nur justiert werden müssen, dass unser Dasein sinnlos ist, dass wir nur leben und überleben müssen, bis wir sterben.

KELLY BROGAN, MD

Die auf der Newton'schen Physik beruhende Medizin betrachtet den Körper als physisches Gerät. Stimmt etwas nicht, dann ist das die Folge eines Fehlers im Mechanismus dieses physischen Geräts. Das war bis 1925 ziemlich toll. Aber 1925 gab es eine neue Physik, die Quantenphysik. Worin liegt die Relevanz dieser Quantenphysik? Nun, sie ging von einer unsichtbaren, aber vorhandenen Energie aus, über die man in der Medizin nicht einmal sprach, weil wir ja doch bloß Körper sind, und nun stellte sich heraus, dass unsere Vorstellung von dem, was körperlich ist, auf Täuschung beruhte. Es gibt nichts Körperliches, alles ist Energie.
Vor langer, langer Zeit bedeutete das Wort Geist ... was? Eine unsichtbare Kraft, die auf die physische Welt einwirkte. Und nun bringt uns die Quantenphysik zurück in eine Zeit, in der diese unsichtbaren Kräfte, die die Medizin ablehnt, sich als wichtigste Kraft erweisen, die alles kontrolliert. Und da sage ich: »Nun, was gehört alles dazu?« Der Geist und das Bewusstsein.
Wollen Sie also die bedeutendste Kraft in unserer Biologie finden, ist das der Gedanke. Jene unsichtbare Kraft unseres

Geistes, die nicht nur unseren Körper formt, sondern auch all unsere Beziehungen zu der Welt, in der wir leben.

BRUCE LIPTON, PHD

Die neuesten wissenschaftlichen Erkenntnisse am Ende des 20. und am Anfang des 21. Jahrhunderts haben 300 Jahre wissenschaftlichen Denkens auf den Kopf gestellt, nach dem sämtliche wissenschaftliche Arbeiten beurteilt werden. Jetzt berichtet die Wissenschaft, dass das grundlegende Gesetz der Natur auf Zusammenarbeit gründet und nicht auf Wettbewerb und Kampf, wie Darwin vor 150 Jahren annahm. Biologen sprechen von wechselseitiger Hilfe. Die moderne Wissenschaft geht zudem davon aus, dass wir zutiefst vernetzt sind mit unserem Körper und dass unsere Gedanken, Gefühle, Emotionen und Überzeugungen, die dem Herzen wie dem Gehirn entstammen, die chemischen Reaktionen auslösen, die Krankheit umkehren, den Körper heilen und uns lange leben lassen können. Und zwar auf eine Weise, die die westliche Wissenschaft bislang abgelehnt hat. Die moderne Medizin beruht nach wie vor auf der Vorstellung der Getrenntheit, des Wettbewerbs und Kampfes auf der biologischen wie der zellulären Ebene unseres Körpers.

GREGG BRADEN

Wenn Sie mit einem Mikroskop den Körper betrachten, etwa die Hand, dann sind dort Zellen. Schauen Sie in die Zellen, ist dort Ihre DNA im Zellkern. Schauen Sie in die DNA hinein, finden Sie dort Atome. Schauen Sie in die Atome hinein, ist da nichts mehr. Nun, natürlich bestehen sie aus Protonen, Neutronen und Elektronen. Aber erstaunlicherweise besteht das Innere eines Atoms aus 99,9999999999999 Prozent Leere. Hätte ein Proton Apfelgröße, hätte das nächste Elektron die

> Größe eines Salzkorns und läge rund zwei Kilometer entfernt. So viel Platz ist dort. Die Partikel selbst tauchen aus dem sogenannten Quantenfeld auf, und man kann sie sich letztendlich als Energiewelle vorstellen. Sie bestehen im wahrsten Sinne des Wortes aus Energieschwingungen, und das sollte uns dazu bringen, uns nicht als etwas Festes und Dauerhaftes zu begreifen, sondern als etwas, das sich verändern, das sich heilen lässt.
>
> **DAVID R. HAMILTON, PHD**

Die neuen wissenschaftlichen Entdeckungen in der Quantenphysik und Epigenetik machen es unerlässlich, dass wir unsere biologischen Ansichten anpassen. Durch die Erforschung der Quantenphysik hat die Wissenschaft gezeigt, dass wir alle durch ein Feld verbunden sind und dass alle Materie aus schwingenden Energiewellen besteht, die sich unter dem Einfluss von Gedanken und Absichten verändern. Die neuesten Erkenntnisse der Epigenetik zeigen uns, dass wir keine Opfer unserer Gene sind, sondern dass unsere Gene bloß eine Blaupause sind, die wir mit unseren Gedanken, Emotionen und Lebensentscheidungen aktivieren und deaktivieren können. Das gegenwärtige medizinische Konzept berücksichtigt noch nicht, dass die neue Wissenschaft beweist, dass alles aus Energie besteht, dass alles in und um unseren Körper miteinander verknüpft ist und dass unsere Gedanken, Überzeugungen und Emotionen und unsere Entscheidungen, wie wir leben, unsere Biologie beeinflussen.

Holistische Medizin

Wenn wir über Schulmedizin im Gegensatz zu holistischer Medizin sprechen, müssen wir begreifen, was *holistisch* eigentlich bedeutet, denn der Ausdruck ist nach wie vor stigmatisiert. Viele Menschen glauben, dass holistische Medizin unwissenschaftlich sei und nicht auf Forschung beruhe. Das Wort holistisch bedeutet nur, dass wir das gesamte System behandeln und heilen, nicht nur die Einzelteile. Holistische Medizin behandelt Geist und Körper, im Gegensatz zur spezialisierten Medizin, die nur ein Organsystem oder ein Körperteil behandelt, ohne den *Gesamtorganismus* zu betrachten.

Als Philosophie geht der Holismus von der Summe aller Teile aus, die untereinander vernetzt sind und nur durch das Gesamtsystem erklärt werden können. Holistische oder ganzheitliche Medizin betrachtet also die mentalen, emotionalen und sozialen Faktoren, die auf den Menschen wirken, und nicht nur seine körperlichen Symptome. Deshalb erleben so viele Menschen die ganzheitliche Medizin als wirksam und einfühlsam, weil sie nicht länger Patient sind, sondern Mensch sein dürfen. Da alle Fachleute übereinstimmen, dass Geist und Körper eng miteinander vernetzt sind, und darüber hinaus auch mit anderen Menschen und mit der Umwelt, ist es nur logisch, dass die holistische Medizin das beste Mittel ist, um die bestmögliche Gesundheit zu erlangen.

Warum die Schulmedizin nicht immer wirkt

Wir befinden uns gerade in einer unangenehmen Lage, denn wir stoßen immer mehr an die Grenzen eines Medizinkonzepts, das uns lange Zeit gut gedient hat. Die Art der Krankheiten, die Patienten heute haben, sind komplex und lassen sich nicht innerhalb einer zwanzigminütigen Konsultation mit dem Hausarzt klären, der weder über die Ausbildung noch über die nötigen Mittel verfügt, um tiefer in die Verknüpfung von multiplen unterschiedlichen Systemen einzusteigen, die ihm als getrennt voneinander gelehrt wurden.

KELLY BROGAN, MD

Wir haben ein Krankheitssystem, Ärzte und Versicherung behandeln eigentlich bloß die Symptome, sie dringen nie zur eigentlichen Wurzel vor und beschäftigen sich in den meisten Fällen auch nicht mit dem gesamten Menschen. Sie behandeln Symptome durch die Verschreibung von Medikamenten, die ihrerseits Nebenwirkungen haben, und so geht es immer weiter – mehr Gift, mehr Erkrankung, mehr schlechter Gesundheitszustand.

DR. MICHAEL B. BECKWITH

Sie müssen zur Wurzel Ihrer Erkrankung vorstoßen, wenn Sie frei werden wollen. Die Menschen wollen immer Lösungen, ohne sich die Frage zu stellen: »Warum bin ich überhaupt krank geworden?«

PETER CRONE

Die Schulmedizin klammert sich an ein überholtes Glaubenssystem und beharrt darauf, dass die Ursachen der Krankheiten in unseren Genen und unserer Biochemie liegen. Deshalb gilt die Pharmaindustrie als großer Retter. Warum? Weil dort die Chemikalien produziert werden, die uns wieder gesund machen sollen. Und nun zeigt sich, dass das ganz und gar nicht stimmt. Es gibt nämlich nur wenige organische Erkrankungen. Tatsächlich haben 100 Prozent der Typ-2-Diabetes-Fälle gar nichts mit Genetik zu tun, sondern ausschließlich mit dem Lebenswandel. 90 Prozent oder mehr aller Herz-Kreislauf-Erkrankungen beruhen nicht auf Organschäden des Patienten, sie sind eine Folge seiner Stressbewältigungsmechanismen.

BRUCE LIPTON, PHD

Sie können – jeder kann – Typ-2-Diabetes innerhalb eines Monats völlig verschwinden lassen, wenn Sie Ihren Lebenswandel ändern. Es verschwindet einfach. Kohlenhydrate reduzieren, ab jetzt Sport treiben. Kein Junkfood mehr. Biolebensmittel und viel Gemüse essen, dann stellt sich die gesamte Insulinsensitivität neu ein. Das können wir für uns selbst tun. Deshalb geben uns chronische Erkrankungen tatsächlich die Chance, unseren Lebenswandel und unsere Geisteshaltung zu verändern.

JOAN BORYSENKO, PHD

Der Körper spricht

Wir sind nicht nur eine Gemeinschaft aus menschlichen Zellen. Wir sind im Grunde ein Superorganismus, der aus menschlichen Zellen und aus Billionen von Mikroben besteht, die bei allen Körperfunktionen eine wesentliche Rolle spielen.

Bruce Lipton erklärt, was das Mikrobiom ist und wie es funktioniert: »Wir wissen heute, dass unser Körper ebenso viele Mikroben, Bakterien und Parasiten enthält wie menschliche Körperzellen. Sind das Invasoren? Nein, das sind sie *nicht*. Denn ohne sie können wir nicht sein. Wenn man die Bakterien, das sogenannte Mikrobiom, die bakterielle Gemeinschaft in uns, abtötet, muss man sterben. Die Bakterien sind keine bloße Beigabe, sie sind überlebenswichtig. Wir benötigen das Mikrobiom, die Bakterien im Körper, für die Verdauung und die Aufrechterhaltung des gesamten Systems. Es besteht eine Feedback-Verbindung zwischen den Bakterien und den Genen. Beide leben miteinander.«

Nicht nur kommunizieren das Mikrobiom und die menschlichen Körperzellen, unsere Zellen kommunizieren auch mit unserer Umwelt, mit unserer Umgebung. Hatten Sie je Gänsehaut oder standen Ihnen die Haare zu Berge? Sie belegen eine Kommunikation durch zusammenhängende oder unzusammenhängende Schwingungen, was man gemeinhin als gute oder schlechte »Vibes« bezeichnet. Alle diese elektrischen und chemischen Feedbacksysteme dienen unserem Überleben.

Ein weiterer dieser exzellenten Feedbackmechanismen ist das Symptom. Symptome sind Anzeichen für ein Ungleichgewicht unter der Oberfläche. Sie sind ein Gespräch, das unser Körper mit uns sucht, ein Alarmzeichen, um uns auf etwas hinzuweisen, dem wir Aufmerksamkeit schenken sollten. Eines der Probleme mit der westlichen Medizin liegt darin, dass sie als ersten Schritt das Symptom durch Medikamente loswerden oder unterdrücken will, um dem Patienten schnelle Linderung zu verschaffen.

»Symptome gleichen einem Feueralarm, der meine Aufmerksamkeit wecken soll. Geht der Alarm los, um mich zu wecken, dann sollte doch meine Reaktion nicht darin bestehen, den Feueralarm auszuschalten, sondern das Feuer zu bekämpfen, das den Rauch verursacht.«

DR. JEFFREY THOMPSON

Unsere moderne medizinische Versorgung arbeitet mit Spezialisten. Man kann Spezialist sein für Dermatologie, Neurologie, Anästhesie, Chirurgie, Pädiatrie, Pathologie, Stammzellenbiologie und so weiter. Das Problem bei dieser medizinischen Ausbildung zum Spezialisten liegt darin, dass die Ärzte später dazu neigen, sämtliche Symptome aus der Sicht ihrer jeweiligen Disziplin zu betrachten, und zwar ohne die Tatsache in Erwägung zu ziehen, dass jede Zelle, jedes Organ und System des Körpers Teil einer komplexen Gemeinschaft ist, die sich anpassen, regulieren und heilen kann. Behandelt man nur eine bestimmte Stelle des Körpers, dann bringt jedes Medikament, jede Operation oder andere konventionelle Behandlungsmaßnahme die Funktion und Kommunikation des gesamten Systems aus dem Lot.

Nutzt uns die moderne Medizin noch?

Ist deshalb die Medizin schlecht? Natürlich nicht! Bei Traumata wirkt sie Wunder. Wenn ich mich körperlich verletze, wenn ich einen Unfall mit dem Auto habe und mir hängen die Eingeweide raus, dann gehe ich nicht zum Chiropraktiker oder lasse mich therapeutisch massieren, dann hilft mir auch die Homöopathie nicht – dann gehe ich zum Chirurgen.

BRUCE LIPTON, PHD

Ich denke, die Medizin ist von Nutzen, die pharmazeutische Medizin, therapeutische Maßnahmen, Operationen usw. sind von Nutzen, aber nur bei 10 Prozent der akuten Erkrankungen. Leiden Sie unter einer chronischen Erkrankung, ganz gleich, welcher, Krebs, Herzerkrankungen, Autoimmunerkrankungen, dann gehen Sie besser ganzheitlich vor, also mit etwas, das Geist, Körper, Emotionen, Energieheilung, selbst Fernheilung umfasst, alles, was auf unser eigenes Erleben von Geist, Körper und Emotionen einwirkt.

DEEPAK CHOPRA, MD

Weniger als 5 Prozent aller Menschen kommen mit vererbten Erkrankungen [mit vollständiger Penetranz] zur Welt. Bei den anderen 95 Prozent sind die Krankheiten eine Folge ihres Lebenswandels, ihres Verhaltens und ihrer Entscheidungen. Das derzeitige medizinische Paradigma funktioniert also ideal bei akuten Zuständen, etwa wenn Sie sich einen Arm gebrochen haben. Dann sollten Sie auf jeden Fall in die Notaufnahme. Bei chronischen Erkrankungen aber, wenn es also um Umstellungen des Lebenswandels geht, dann reicht es oft nicht, einfach nur einen chemischen Wirkstoff zu schlucken.

DR. JOE DISPENZA

Eigentlich haben wir begonnen, die Notfallmedizin bei der Behandlung chronischer Erkrankungen einzusetzen. Deshalb nimmt halb Amerika mehr als fünf Medikamente und fühlt sich dabei nicht besser. Wir gebrauchen in der funktionellen Medizin gern eine Analogie: Sind Sie in eine Glasscherbe getreten, kann man natürlich ein Heftpflaster darüberkleben. Sie können auch eine Paracetamol nehmen. Am sinnvollsten wäre es jedoch, sich zu überlegen, wie man den Splitter rauszieht, oder?

KELLY BROGAN, MD

Eine vererbte Erkrankung mit vollständiger Penetranz bedeutet, dass bestimmte Gene oder Genmutationen die Krankheit oder Störung mit 100-prozentiger Sicherheit auslösen werden, ganz gleich wie gesund Sie leben. Die Mediziner Chopra, Dispenza und Lipton stimmen darin überein, dass Störungen mit vollständiger Penetranz etwa 5 Prozent der Weltbevölkerung betreffen, im Umkehrschluss heißt das, dass 95 Prozent die

Macht haben, durch ihren Lebenswandel auf ihre Gesundheit einzuwirken. Sind wir überzeugt, dass unsere Ernährung, Gedanken, Emotionen, unsere Belastung durch Stress und die Qualität unseres Schlafes für unser Wohlbefinden und unsere körperliche Gesundheit eine Rolle spielen, können wir zu den Ärzten und Heilpraktikern gehen, die diese Faktoren in Betracht ziehen und uns ganzheitlich behandeln. Naturheilkunde, Lebensstilmedizin, integrative Medizin und funktionelle Medizin sind Beispiele für Disziplinen, die den Patienten ganzheitlich betrachten und behandeln. Und noch einmal: Schulmedizinische Behandlungen und Medikamente sind nicht nur schlecht. Wir haben das Glück, in einer Zeit zu leben, in der uns fantastische, lebensrettende Technologie zur Verfügung steht. Diese aber sollten wir nur in akuten Situationen einsetzen. Chronische Erkrankungen erfordern die Berücksichtigung der geistigen, emotionalen, spirituellen und körperlichen Aspekte unseres Lebens.

Behandelt Sie Ihr Arzt ganzheitlich? Wenn Sie einen Spezialisten aufsuchen, berücksichtigt er, wie das Objekt seiner eigenen Disziplin mit anderen Systemen des Körpers interagiert und verknüpft ist? Berücksichtigt er Faktoren wie Ernährungsweise, Stress und das Gefühlsleben?

Die Energie des Wassers

Der japanische Wissenschaftler Dr. Masaru Emoto erforschte in den 1990er-Jahren Wasser und Schwingungen – mit faszinierenden Resultaten. 2008 veröffentlichte Dr. Emoto seine Ergebnisse im *Journal of Scientific Exploration*, dem wissenschaftlichen Organ der Society for Scientific Exploration. Dr. Emoto goss

Wasser in Flaschen und setzte dieses dann einer Absicht aus, indem er die Flaschen mit Etiketten beklebte, auf denen unterschiedliche Worte standen. Er etikettierte eine Flasche zum Beispiel mit dem Wort »Hass«, auf eine andere Flasche klebte er das Wort »Liebe«. Dann fror Dr. Emoto Wasserproben aus diesen Flaschen ein und entdeckte, dass das gefrorene Liebes-Wasser wunderschön und symmetrisch auskristallisierte. Die Kristalle des Hass-Wassers hingegen sahen unzusammenhängend und abnormal aus. Fotos der jeweiligen Experimente kann man in Dr. Emotos Buch *The Hidden Messages in Water* (Deutsch: *Die Botschaft des Wassers: Sensationelle Bilder von gefrorenen Wasserkristallen*) ansehen (oder online auf: www.masaru-emoto.net).

Dr. Emoto konnte auch zeigen, dass Wasser, das den Worten »Danke« ausgesetzt war, wunderschöne symmetrische Kristalle bildete, und zwar unabhängig von der Sprache; Wasser hingegen, das den Worten »Du Dummkopf!« und anderen abwertenden Worten ausgesetzt wurde, ergab unzusammenhängende, gebrochene Kristalle. »Das gesamte Universum ist in Schwingung, jedes Ding erzeugt seine ureigene, einzigartige Schwingung«, schrieb Emoto.[8] »Wasser – das so sensibel auf die einzigartigen Schwingungen der Welt reagiert – spiegelt die Außenwelt effektiv und im Wesentlichen.«[9]

Und ich halte das deshalb für außerordentlich bedeutsam, weil unser Körper bis zu 70 Prozent aus Wasser besteht. Ich denke, Dr. Emotos Forschungen belegen, dass sich die Energie und die Absichten unserer Umgebung unmittelbar auf die Gesundheit und Funktionsweise unseres Körpers auswirken. Energie und Gedanken können die Schwingung des Bluts in unseren Zellen und in unserem Gewebe beeinflussen. Und es scheint so, als weise die Schwingung der Liebe auf Heilung hin und stehe in Einklang mit der Natur, während negative Schwingungen wie »Hass« oder »Angst« uns schädigen und un-wohl machen.

Zwar sind diese Experimente noch umstritten, doch bestätigen mir Dr. Emotos Ergebnisse, dass sich Gedanken und Absichten tatsächlich auf die »Materie« unseres Körpers auswirken.

Vollständige Spontanremissionen

Von einer radikalen (oder spontanen) Remission spricht man dann, wenn ein Mensch gegen jede Wahrscheinlichkeit oder statistische Erfahrung von Krebs (oder von irgendeiner anderen chronischen Erkrankung) geheilt wird. Kelly Turner, eine Krebsforscherin, die in Harvard studiert hat, untersucht seit über zehn Jahren Spontanremissionen. Sie begann mit einer Weltreise, auf der sie in den unterschiedlichsten Ländern Patienten befragte, die eine Spontanheilung erleben durften, und die faszinierenden Heiler, die zu diesen Radikal- oder Spontanremissionen beitrugen. Sie sagte zu mir, diese Jahre seien unglaublich gewesen und hätten ihr ganzes Leben verändert. Sie hat seitdem über 1500 solcher Krankenberichte studiert und über 250 Menschen aus allen Schichten, allen Ländern, allen Altersstufen und – das ist besonders wichtig – allen Krebstypen genau befragt. Über ihre Ergebnisse schrieb sie das wegweisende Buch *Radical Remission* (Deutsch: *9 Wege in ein krebsfreies Leben*).

»Spontanremissionen wurden bei jedem Krebstyp berichtet und verifiziert«, erklärte mir Kelly. »Es ist unfassbar ermutigend, wenn man weiß, dass es selbst bei Leuten mit Speicheldrüsenkrebs, mit Lungenkrebs des Stadiums IV oder sogar mit einem inoperablen Gehirntumor welche gibt, die davon genesen sind. Bedeutet das, dass wir morgen alle gesund sind? Nein. Aber es bedeutet, dass wir das untersuchen müssen, dass wir hier etwas Unglaubliches erfahren können!«

»Alles in allem«, meinte Kelly, »habe ich mehr als 75 Dinge gefunden, die Menschen unternommen haben, um wieder gesund zu werden. Aber natürlich wendet nicht jeder alle diese 75 Faktoren an. Als ich mir die Daten jedoch näher ansah, ließen sie sich auf neun Faktoren reduzieren. Das haben sie gesagt, nicht ich. Ich hörte nur zu. Von diesen neun Faktoren, die jeder einsetzte, hatten nur zwei mit der Physis zu tun. Der Rest ist mental, emotional und spirituell. Da fiel es mir wie Schuppen von den Augen. Man kann das eigene Immunsystem tatsächlich mit mentaler und emotionaler Arbeit aktivieren. Und wissenschaftliche Forschungen belegen das.«

Die neun Hauptfaktoren für eine vollständige Spontanheilung:

1. Stellen Sie Ihre Ernährung umfassend um.
2. Übernehmen Sie die Kontrolle in Ihrem Leben.
3. Folgen Sie Ihrer Intuition.
4. Nehmen Sie Kräuter und Nahrungsergänzungsmittel.
5. Lassen Sie unterdrückte Gefühle endlich raus.
6. Steigern Sie positive Emotionen.
7. Akzeptieren Sie Unterstützung durch Ihre Umgebung.
8. Vertiefen Sie Ihre spirituelle Verbindung.
9. Finden Sie gute Gründe, um zu leben.

»Ihre Emotionen und Ihre spirituellen Beziehungen sind ganz eng mit Ihrem physischen Körper verknüpft. Wir sind nicht nur physische Körper, auf denen oben ein Gehirn sitzt, das denkt. Sie handeln gemeinsam. Sie sind eins.«

KELLY TURNER, PHD

Ich denke, dass sich die Forschungen von Kelly Turner zwar nur auf Krebs beziehen, die neun grundlegenden Faktoren aber dennoch bei der Heilung sämtlicher chronischen Erkrankungen gültig sind. Ich finde es zudem überzeugend, dass sich nur zwei dieser neun grundlegenden Faktoren auf den Körper beziehen. Das zeigt exemplarisch, dass nur 20 Prozent der Gleichung physisch ist, und die wohl wichtigsten Teile der Formel mit geistiger, emotionaler und spiritueller Arbeit zu tun haben, wenn wir heilen oder die bestmögliche Gesundheit erreichen wollen. Ein außergewöhnliches Beispiel für eine vollständige Spontanheilung oder Spontanremission, das die Bedeutung der geistigen, emotionalen und spirituellen Aspekte des Heilens verdeutlicht, liefert die Geschichte von Anita Moorjani. Sie ist der lebende Beweis für die Möglichkeit des Gewebes, sich zu regenerieren, die Funktionstüchtigkeit wiederzuerlangen und den Körper zu heilen, ganz gleich, wie sehr er schon geschädigt scheint.

ZWISCHENSPIEL:

Anita Moorjanis Geschichte

Der 2. Februar 2006 hätte leicht Anita Moorjanis letzter Tag werden können. Vier Jahre zuvor wurde bei ihr ein Lymphom diagnostiziert. Da hatte sie lediglich eine Schwellung am Hals. Nun hatte sie Tumore, einige davon so groß wie Zitronen, an der Schädelbasis, am Hals, in den Achselhöhlen und in der Brust bis hinunter zum Bauch. Sie war so schwach, dass ihre Organe eines nach dem anderen versagten und sie in ein Koma fiel. Die Ärzte teilten der Familie mit, es sei Zeit, sich zu verabschieden.

Anita erinnerte sich mir gegenüber, wie sie, während sie im Koma lag, in eine andere Welt ging, wo sie sich ihres verstorbenen Vaters bewusst wurde. »Als ich heranwuchs«, sagte sie, »hatten mein Vater und ich eine ganz schön turbulente Beziehung. Ich hatte immer das Gefühl, ich hätte ihn enttäuscht, ich wäre einfach nicht die Art Tochter für ihn gewesen, die er sich gewünscht hatte. Und nun war ich da bei ihm in der anderen Welt – und alles, was ich von ihm und für ihn fühlte, war reine, bedingungslose Liebe. Er beurteilte nichts von all dem, was ich getan hatte. In diesem Augenblick erlebte ich einen Zustand der völligen und umfassenden Klarheit, und ich begriff, warum ich an Krebs erkrankt war. Ich begriff, dass jede Entscheidung, jede Wahl, die ich bis zu diesem Punkt in meinem Leben getroffen hatte, aus der Angst heraus erfolgt war.«

Als Anita diese Wahrheit erkannte, begriff sie, dass ihr Körper heilen würde, wenn sie zu ihm zurückkehrte. Und dennoch wollte sie nicht zu ihrem Körper zurück. Diese unermessliche Liebe, die sie in der anderen Welt spürte, und die Verbindung zu ihrem Vater waren viel zu schön. Ihr Vater sagte ihr jedoch, sie müsse zurückgehen, denn sie habe eine Aufgabe auf der Welt zu erfüllen. Und in diesem Augenblick erwachte sie aus dem Koma. Es ist bemerkenswert, dass Anita sich im Koma mancher Dinge bewusst war, die sie in ihrem Zustand eigentlich gar nicht hätte bemerken dürfen. Als sie aus dem Koma erwachte, konnte sie sich an den Namen des Arztes erinnern, der sie im Koma betreut hatte, den sie aber nie zuvor getroffen hatte. Sie beschrieb auch in allen Einzelheiten, was die Schwestern mit ihr gemacht hatten, als sie da ohne Bewusstsein lag. Sie konnte sich auch an ein Gespräch erinnern, das ihr Mann mit einem der Ärzte rund zehn Meter entfernt im Flur geführt hatte, außerhalb ihrer Hörweite.

Eine Woche nachdem sie aus dem Koma erwacht war, beobachteten die Ärzte, wie Anitas Tumore sich schneller auflösten, als sie es je zuvor gesehen hatten. Nach fünf Wochen war Anita körperlich kräftiger, und man fand keine Spur von Krebs mehr in ihrem Körper. Sie wurde entlassen und lebte ihr krebsfreies Leben. Anita hat die medizinischen Unterlagen, die beweisen, dass ihr all das physisch geschehen ist.

Bei Anitas Nahtoderfahrung erlebte sie eine dramatische Verlagerung in ihrer Sicht auf das Leben. Sie hatte das Leben immer durch eine Brille der Angst betrachtet – Angst vor Verurteilung, Angst vor dem, was die anderen denken könnten, Angst vorm Versagen usw. Nun aber betrachtete sie das Leben mit Liebe. Ihr Körper reagierte auf diese Bewusstseinsverlagerung und wurde heil. Das ist erstaunlich! Handelt es sich bei Anitas Genesung um einen Zufall oder lohnt es sich, genau zu untersuchen, was mit ihr geschehen ist, damit wir alle eine solche bemerkenswerte Transformation erleben können?

Fazit aus Kapitel 2

Die Wissenschaft macht beständig Fortschritte. Wir müssen uns von der Vorstellung verabschieden, der Körper sei ein bloßes physisches Gerät.

Holistische Medizin betrachtet die gesamten mentalen, emotionalen und lebenswandelbedingten Faktoren, nicht nur die physischen Symptome. Da alle Fachleute heute darin übereinstimmen, dass Körper und Geist und alle Menschen komplex miteinander und mit der Umwelt verknüpft sind, ist es nur logisch, die holistische Medizin als wichtige Methode für unsere Gesundung zu verstehen.

Unser Körper ist eine bestmöglich entworfene Gemeinschaft von Zellen mit einem großen Mikrobiom, die sich anpassen, selbst regulieren und heilen kann. Die konventionelle, spezialisierte Symptombehandlung kann Funktion und Kommunikation des gesamten Systems lahmlegen.

Menschen auf der ganzen Welt haben bei jeder Art von Krebs bereits Radikalremissionen erlebt.

Neun Schlüsselfaktoren sind allen Überlebenden gemein, die sich selbst geheilt haben. Nur zwei davon betreffen den Körper. Der Rest ist mental, emotional und spirituell.

3
Die Kraft des Unterbewussten

»Der Geist ist alles.
Was du denkst, zu dem wirst du.«
BUDDHA ZUGESCHRIEBEN

Anita Moorjani änderte lediglich ihre Einstellung zum Leben. Ihr Körper reagierte, und sie wurde heil. Sie erreichte etwas, was ihre Ärzte und Angehörigen für unmöglich hielten, weil ihr physischer Körper bereits so zerstört war. Wie wir die Welt deuten, hängt von unseren Lebensüberzeugungen ab. Vereinfacht gesagt, gibt es zwei Arten von Menschen. Die einen betrachten sie durch die sprichwörtliche »rosarote Brille« und haben eine positive Lebenssicht. Die anderen sind Pessimisten und betrachten alles durch eine finstere, zynische Brille. Die Färbung unserer Wahrnehmung leitet sich von unserem grundlegenden Überzeugungssystem ab, das wir zum Großteil bereits als Kind formen.

Wann unsere Überzeugungen beginnen

Betrachten wir die Welt, dann geschieht das durch unser Unbewusstes. Die Programme im Unterbewusstsein sind hauptsächlich Downloads von Verhaltensweisen unserer Mitmenschen, von der Mutter, dem Vater, den Geschwistern und der Gemeinschaft, die wir in den ersten sieben Lebensjahren erleben. Die meisten dieser Programme, so um die 70 Prozent, sind negativ, sie schwächen und sabotieren uns.

BRUCE LIPTON, PHD

Zuerst sind wir eine Art Schwamm, der die Welt aufsaugt, wir eignen uns Verhaltensmuster all der Leute an, denen wir als junge Menschen ausgesetzt sind, die um uns herum sind. Kümmern sich Menschen um uns, die sehr bewusst sein und ihre Emotionen handhaben und ihre schmerzhaften Verletzungen auf eine gesunde Art heilen können, ist das sehr gut für uns. Allerdings haben die wenigsten Menschen, die ich kenne, das Glück, in einer solchen Familie aufzuwachsen.

GREGG BRADEN

Unsere früheste Konditionierung wirkt sich auf alles aus, von den Gedanken bis zu den Emotionen, von der Wahrnehmung bis zur Biologie. Erhält ein Kind genug Aufmerksamkeit, Zuwendung, Wertschätzung, Geborgenheit, Liebe und Freude, dann erzeugt das eine Biologie, die sich selbst reguliert, die im Gleichgewicht ist und gesund. Erhält das Kind jedoch diese Geborgenheit, Zuwendung und Wertschätzung nicht, erzeugt das ein Gefühl der Getrenntheit, vielleicht sogar der Angst. Das wird sich schlussendlich vielleicht durch Wut oder Feindseligkeit oder Ressentiments oder Bedauern oder Schuld- und Schamgefühle oder Depressionen äußern, und das erzeugt eben Getrenntheit. Es ist fast ein Klischee geworden, man muss einerseits lieben und andererseits Furcht haben. Die Liebe steht in Beziehung zum Leben, die Angst trennt uns davon. Die Angst jedoch ist die Grundlage aller anderen dysfunktionalen

Emotionen, die ich angesprochen habe, sie führt zu einem Ungleichgewicht, unterbricht die Selbstregulierung, was wir Un-Wohlsein oder Krankheit nennen, denn es beginnt mit einem Unbehagen und wird zur Erkrankung.

DEEPAK CHOPRA, MD

Überzeugungen wirken sich auf unsere Wahrnehmung aus. **Wir sehen nicht, was wahr ist, sondern was wir für wahr halten.** Natürlich können uns bestimmte Überzeugungen Kraft verleihen, lebensbejahend sein und auf unser bestes Selbst einwirken. Andererseits kann es sich um einschränkende Grundüberzeugungen handeln, die schlussendlich nur Erinnerungen an einen Augenblick sind, die sich noch nicht recht ausgebildet haben, weil wir ihn noch nicht verarbeitet haben. Nehmen wir mal an, wir seien in einer traumatischen Umgebung groß geworden, wo es Alkoholismus gab oder problematische Beziehungen. Stehen uns dann zu gegebener Zeit nicht die Mittel zur Verfügung, unsere Emotionen zu verarbeiten, dann entsteht eine nicht vollkommen ausgebildete Erinnerung. Wir können sie nicht integrieren, deshalb wird aus ihr eine einschränkende Grundüberzeugung. Diese einschränkende Grundüberzeugung bildet drei weitere Dinge: erstens eine bestimmte Art der Wahrnehmung, zweitens einen Filter, wie wir das Leben betrachten, und drittens eine Art Anziehungsfeld. Und schließlich betrachten wir das Leben und unsere Umgebung so, als wären wir nach wie vor ein Vierjähriger, der in einer konfliktreichen, dramatischen und traumatischen Welt zu Hause ist. Das filtern und spüren wir jedes Mal, wenn eine Farbe, ein Geruch, ein Geräusch oder ein Geschmack bei uns Gefühle auslöst. Wir reagieren dann so, als ob sich diese Erinnerung zum allerersten Mal ereignete. Und zusätzlich ziehen wir das an, was wir empfinden.

> Sie können natürlich versuchen, Ihren unbewussten Geist abzuhängen – ganz so, wie man seinen Schatten abzuhängen versucht. Das geht aber nicht, man muss sich ihm zuwenden und sich ihm stellen. Sie müssen das Problem als Pforte begreifen und erkennen, dass sowohl Symptome wie Stressoren etwas mitteilen und dazu dienen, uns wachzurufen.
>
> **DR. DARREN WEISSMAN**

Drei wichtige Dinge sind festzuhalten: Erstens stammt der Großteil unserer unbewussten Programmierung von anderen Menschen (es handelt sich also nicht einmal um unsere eigenen Überzeugungen!). Dazu sind auch noch runde 70 Prozent unserer maßgeblichen Überzeugungssysteme negativ und entmündigen uns. Letztlich bleiben unsere Emotionen, wenn wir nicht über die Werkzeuge verfügen, sie zu verarbeiten, in unserem Unterbewussten und im Körper als halb geformte Erinnerung gefangen.

Der Begriff Unterbewusstes bezeichnet etwas, das im Geist hinter oder unter dem Bewusstsein existiert oder funktioniert. Anders gesagt: Wir sind uns der Überzeugungen, die unser Leben bestimmen, oft nicht einmal bewusst! Darren Weissman will, dass wir Probleme und Lebensumstände als Feedback oder als Tor in unser Unterbewusstsein betrachten. Sie wollen uns auf unsere uns einschränkenden und negativen unterbewussten Überzeugungen hinweisen, damit wir erwachen und das verändern, was uns längst nicht mehr nutzt.

»Verändern Sie die Art und Weise, die Dinge zu sehen, verändern sich die betrachteten Dinge.«

DR. WAYNE DYER

Die frühe Evolution der Epigenetik

1968 lernte ich, Stammzellen zu klonen. Damals wusste nur eine Handvoll Leute auf der Welt überhaupt, was eine Stammzelle ist. Ich war also im richtigen Augenblick am rechten Ort, um einige interessante Entdeckungen zu machen. Ich legte eine Stammzelle in eine Nährschale, und sie teilte sich alle zehn oder zwölf Stunden. Zuerst ist da eine Zelle, dann zwei, vier, acht, sechzehn, zweiunddreißig, sie verdoppeln sich, bis ich schließlich 50 000 genetisch identische Zellen habe. Aber darum geht es nicht im Experiment, sondern darum: Ich teile die Zellen auf drei unterschiedliche Petrischalen auf, und dann ändere ich die chemische Zusammensetzung des Nährbodens. Der Nährboden entspricht dem Blut. Züchte ich also Mäusezellen, stelle ich fest, woraus Mäuseblut besteht, und fertige dann eine synthetische Variante davon, die man Nährboden nennt. Ich hatte also genetisch identische Zellen in drei Schalen, jede davon aber in einer durch die Chemie leicht veränderten Umwelt. In einer Schale bilden die Zellen Muskeln, in der zweiten Knochen, in der dritten Fettzellen. Was also kontrolliert das Schicksal der genetisch identischen Zellen? Die Umwelt selektiert die genetische Aktivität der Zellen.
Die Natur der Biologie ist recht einfach. Biologische Organismen passen ihre Biologie an, um in einer bestimmten Umgebung zu leben. Nehmen wir an, ich betrachte die Aktivität der Leberzellen in meinem Körper und sage: »Gut, meine Leberzellen sollen sich dem anpassen, was in ihrer Umgebung geschieht«, und ich frage mich: »Woher weiß denn eine Leberzelle, was in ihrer Umgebung passiert?« Die Antwort lautet: Die Leberzelle kommt gar nicht in Berührung mit der Umgebung. Sie hängt vom Nervensystem ab, das Informationen über die Umgebung draußen in den Körper hineinsendet, damit die

Zellen ihre Biologie dem anpassen können, was in der Welt geschieht. Nun, da gibt es aber ein Problem. Bewusstsein ist eine Deutung. Der Geist liest also die Umwelt, und das Gehirn übersetzt diese Deutung in die Blutchemie.

Deshalb legt meine Sicht auf das Leben die chemische Zusammensetzung meines Nährbodens fest, meines Blutes. Das bestimmt meine Genetik. Indem ich meine Einstellung verändere, verändere ich die Chemie. Wandle ich also meine Wahrnehmung, meinen Geist, die Überzeugungen über das Leben, dann verändere ich die Signale an meine Zellen, die deren Funktion festlegen.

Auf diesen Punkt kommt es an! Ich selbst habe, aufgrund meiner Fähigkeit, meine Umwelt zu verändern und auch meine Wahrnehmung meiner Umwelt zu verändern, die Fähigkeit, meine genetische Aktivität zu kontrollieren. **Ich bin nicht das Opfer meiner genetischen Veranlagung, ich bin der Meister meiner genetischen Aktivität.**

BRUCE LIPTON, PHD

Die Botschaft dieses Buches lautet, dass wir unsere Gesundheit wieder in die eigenen Hände nehmen sollten, indem wir die unglaubliche, uns innewohnende Fähigkeit des Körpers zur Selbstheilung begreifen. Bruce Lipton erinnert uns daran, dass Bewusstsein eine Deutung ist, die auf unseren Überzeugungen über das Leben gründet, die wir zwischen unserer Geburt und dem Alter von sieben Jahren von denen übernehmen, die sich um uns kümmern.

Wir sahen bei Anitas Fall, dass ihre festen Überzeugungen auf Angst basierten, die theoretisch zu Stress führte, zu Unruhe und letztendlich zur Krankheit. Sobald sie bei ihrem Nahtoderlebnis die Klarheit erlangte und die bedingungslose Liebe für und von ihrem Vater erlebte, verlagerten sich ihre grundlegenden Überzeugungen. Sie waren nun auf Liebe gegründet. Ihr Körper kehrte ganz natürlich in den Wohlfühl- und gesunden Zustand zurück. Unsere Wahrnehmung des Lebens, die auf unseren Überzeugungen gründet, verursacht unseren emotionalen Stress. Bedenken Sie, dass alle in Kapitel 1 angeführten Fachleute sich einig waren, dass Stress – sei er nun chemisch, emotional oder physisch – die Wurzel alles Un-Wohls ist.

Die Macht der Überzeugungen

Bei Menschen mit derselben DNA, die also dieselbe Krankheitsanfälligkeit aufweisen, kann der eine krank werden und der andere gesund bleiben. Der eine heilt, der andere nicht. Und all das, weil er die Umweltfaktoren optimiert, die die Tätigkeit der Gene regelt. Genau darum geht es bei der Disziplin der Epigenetik.

JOAN BORYSENKO, PHD

Bei dem Stress, den die meisten Menschen fühlen, handelt es sich um eine psychologische Fiktion. Er beruht auf dem schlimmstmöglichen Szenario, einem Ereignis in der Zukunft, das noch nicht geschehen ist. Ein solcher Stress entsteht, wenn wir uns dem Leben widersetzen. Etwas ist da in unserem Leben, das wir nicht wollen, das anders sein sollte oder das wir nicht tun sollten, und so erzeugen wir unseren eigenen Stress. Wir sind nicht mehr in Einklang mit der Natur, wir nehmen unser Leben nicht an. Daher kommt der Mangel an Wohlsein, deshalb finde ich das Wort un-wohl so treffend. Der Mangel an Wohlsein führt zu Unwohlsein, zu Krankheit, und diese manifestiert sich in unserer Physis.

Mein Spezialgebiet ist die Arbeit mit dem Geist. Ich helfe den Leuten zu erkennen, wo sie mit ihrer Überzeugung, nicht auszureichen, stecken geblieben sind. Ich sehe darin oft eine Vorstufe zum Leiden. Das Leiden löst in den Körpern einen chemischen Shitstorm aus, der dann das Gewebe schädigt. Bis Sie Ihre Einstellung und Ihre Überzeugungen bezüglich des Lebens verändern, bis Sie wahren inneren Frieden finden, können Sie jede Ihrer Krankheiten bombardieren, aber Sie werden sie nur vorübergehend ausschalten, und sie kommt höchstwahrscheinlich wieder.

PETER CRONE

Die Macht der Überzeugung ist alles. Wovon Sie genau in diesem Augenblick überzeugt sind, was Sie denken, befiehlt Ihrem Immunsystem, entweder sofort aufzuhören, weil wir vor einem Stressor flüchten müssen, oder aber, dass alles cool ist, wir ruhig die Füße hochlegen können. Muss es sich um was kümmern, kümmert es sich halt. Das ist alles. Entweder flüchtet oder kämpft man, oder man erholt und regeneriert sich. Ihre Überzeugungen sitzen am längeren Hebel.

KELLY TURNER, PHD

Blicken wir durch eine positive und stark machende Brille in die Welt – oder durch eine negative Brille, die uns machtlos macht? Halten Sie sich für ein hilfloses Opfer, das immer anderen Menschen oder den äußeren Umständen die Schuld gibt? Oder fühlen Sie sich als Mitschöpfer Ihres Lebens, dessen Gedanken, Überzeugungen und Verhaltensweisen maßgeblich zu Ihren eigenen Erfahrungen beitragen? Welche Ihrer unbewussten Überzeugungen tönen Ihre Brille? Welche Ihrer Überzeugungen sind Ihnen eigentlich kaum noch dienlich, welche neuen Überzeugungen würden Sie gern übernehmen?

»Auch wenn die Welt voller Leid ist,
so ist sie auch voller überwundenem Leid.«
HELEN KELLER

Wie verändern wir unsere Überzeugungen über das Leben? Wie erreichen wir die Verlagerung von Angst zur Liebe? Wie können wir akzeptieren, was uns scheinbar zustößt, und die Vergangenheit loslassen? Wie lernen wir, unsere Gefühle auf eine gesunde Art zu verarbeiten, damit wir heil werden und unseren Kindern zu einem gesünderen Leben verhelfen können?

Es ist wichtig, daran zu erinnern, dass all die Menschen, die Kelly Turner befragte (sie erforschte insgesamt 1500 Fälle von Radikalremission), nach Hause geschickt wurden, um dort zu sterben, weil die Ärzte nichts mehr für sie tun konnten. Diese Menschen wurden gesund, weil sie unterschiedliche der in Kapitel 2 besprochenen neun grundlegenden Faktoren umsetzten (siehe Seite 50). Viele dieser neun Faktoren haben mit Emotionen zu tun, beispielsweise *unterdrückte Emotionen zulassen* und *positive Emotionen steigern.*

Die Wissenschaft belegt gerade, dass sich negative Emotionen wie Zorn, Wut, Verletzungen, Angst, Depressionen und Eifersucht auf unsere Biochemie negativ auswirken. Andererseits veranlassen positive Emotionen unser Gehirn, heilende Chemikalien im Körper auszuschütten, die unser Immunsystem stärken. Wenn wir uns bewusst werden, wie unsere Emotionen auf unsere Biologie einwirken, können wir Praktiken etablieren oder verschiedene Therapien testen, die dazu beitragen, dass wir unterdrückte Emotionen loslassen und positive Emotionen stärken.

Die Auswirkung von Emotionen auf unsere Physiologie

Bevor wir zu viel darüber reden, wie Sie Ihre Gefühle und Ihre Gedanken verändern, erinnern wir uns, dass all das in der Physis verwurzelt ist. Ihre Emotionen und Ihre spirituellen Beziehungen sind ganz eng mit Ihrem physischen Körper verknüpft. Wir sind nicht nur physische Körper, auf denen oben ein Gehirn steckt, das denkt. Sie handeln gemeinsam. Sie sind eins. Ändern Sie einen Teil, ändern Sie auch den anderen. Das ist wissenschaftlich belegt. Liegen Sie im Hospiz und können nicht mehr rausgehen und sich bewegen, dann können Sie immer noch Ihre Gedanken verändern, und das macht stark.

KELLY TURNER, PHD

Jeder Gedanke wirkt sich auf den Körper wie auch auf jeden anderen Aspekt unseres Lebens aus. Weil wir nicht wirklich getrennt sind, ist mein Angriff auf dich immer auch ein Angriff auf mich. Verweigere ich dir mein Mitgefühl, verweigere ich mir mein Mitgefühl. Das wirkt auf meinen Körper. Es ist also in Ihrem ureigenen Interesse, wenn Sie vergeben wollen, wenn Sie mehr Mitgefühl zeigen. Das ist spirituelle Medizin. Deshalb umfasst der ganzheitliche, integrative Zugang zur Heilung den Körper, den Geist und die Seele. Der Geist wirkt wortwörtlich auf die Funktionsweise des Immunsystems ein.

MARIANNE WILLIAMSON

Hegen wir ein Gefühl im Herzen, dann sendet dieses Gefühl ein Signal an das Gehirn. Die Eigenschaft dieses Signals bestimmt dann, wie das Gehirn auf das Gefühl reagiert. Wenn Sie sich ein Signal des Herzens ans Gehirn aus schönen, regelmäßigen und stimmigen Schwingungen vorstellen, dann wird das

Gehirn mit einer dazu passenden schönen, regelmäßigen, organisierten Chemie reagieren und Wirkstoffe ausschütten, die das Leben im Körper unterstützen. Hier wird unser Immunsystem wirklich stark, es erfolgt eine tolle Immunreaktion. Fühlen wir andererseits in einem solchen Augenblick Frustration, Wut, Hass, Neid, Rage oder Angst, sieht das Signal ganz anders aus, nämlich wie ein mieser Tag an der Börse. Es weist jede Menge unzusammenhängender, chaotischer Zacken auf, die das Herz an das Gehirn sendet. Das Gehirn erhält diese Wellen und sagt sich: »Oh, ich muss passend zu dieser Chemie reagieren.« Das nennt man Stresschemie.

GREGG BRADEN

Im Stresszustand schaltet unser Energiefeld auf Widerstand. So funktioniert ein Lügendetektor, wir können ihn lesen. In dieser Energie ist unser Blut betroffen, es fließt nicht mehr effektiv. Es erhitzt sich, kühlt ab. Sind wir im Stress, dann ist da Widerstand, und das wirkt sich auf unseren pH-Wert aus. Wir werden bei Stress saurer. Bei lokalisierter oder systemischer Ganzkörpersäure kommt es zu Entzündungen, diese Reaktion soll mehr Blut an eine bestimmte Stelle pumpen, damit sie besser heilt. Allerdings begeben wir uns damit auf eine schiefe Bahn, denn Entzündungen sind wie ein Feuer, das schließlich das ganze Haus niederbrennt.

DR. DARREN WEISSMAN

Entzündungen sind eine Reaktion des Immunsystems, die zur körperlichen Heilung beitragen und entweder verletztes Gewebe reparieren oder gefährliche Stimuli aus dem Körper entfernen soll. Dieser Selbstheilungsprozess kann zuweilen unangenehm sein, die Haut färbt sich rot, schwillt an, es kommt zu Schmerzen und Juckreiz. Chronische Entzündungen sind allerdings ein Indiz dafür, dass es im System zu einem Ungleichgewicht gekommen ist, das der Körper nicht korrigieren kann. Er ist überfordert, und wir müssen ihn bei der Selbstkorrektur unterstützen.

Wie bei allem ist zu viel des Guten schlecht. Deshalb können die Folgen einer chronischen Entzündung Krankheiten wie Gelenkrheumatismus, Morbus Crohn und weitere Autoimmunerkrankungen sein. Die Tatsache, dass negative Emotionen Entzündungen auslösen können, zeigt uns, dass unsere emotionale Gesundheit als Faktor bei unserem Heilungsprozess berücksichtigt werden muss. Wie Peter Crone sagt, wirkt eine rein physische, konventionelle Behandlung eine gewisse Zeit lang, gehen wir aber die mentalen und emotionalen Faktoren nicht ebenso an, dann wird die Krankheit mit hoher Wahrscheinlichkeit wiederkommen. Das lässt sich bei Krebs immer wieder beobachten. Bombardieren wir den Körper bei Krebs mit einer Chemo und Bestrahlung, ohne den Lebensstil zu verändern oder die mentalen und emotionalen Faktoren anzugehen, dann kommt der Krebs mit höherer Wahrscheinlichkeit zurück.

Negative Emotionen wirken nicht nur entzündlich auf den Körper, sondern auch energetisch. Die moderne Wissenschaft beginnt gerade zu belegen, was die Weisheit der Alten schon seit Tausenden von Jahren lehrte: Emotionen sind Energie, die sich, wird sie nicht richtig verarbeitet, negativ auf das gesamte Energiesystem des Körpers auswirken kann.

Negative Emotionen loslassen

In traditionellen medizinischen Systemen kann das Chi, das Prana, die Lebensenergie überall auf der emotionalen oder spirituellen Ebene stecken bleiben, und wenn man das nicht angeht, dann führt diese Blockierung im Laufe der Zeit zu einer physischen Blockade. Das ist eine Theorie. Die westliche Medizin hat das noch nicht bewiesen. Aber es ist eine Theorie, die bei meiner Befragung der Menschen mit Radikalremissionen und ihren Heilern immer wieder aufkam. Deswegen halte ich es für wichtig, die Theorie anzusprechen, dass emotionale Blockaden zu physischen Blockaden führen können. Man muss sie also freisetzen, und es ist ganz egal, wie man das macht. Einige machen es in einem Zumba-Kurs. Andere suchen einen Schamanen für eine Seelenrückholung auf. Einige machen eine Psychotherapie. Einige Frauen verbrennen alle Briefe ihres Ex-Manns. Sie können alles tun, was es Ihnen möglich macht, die Wut loszulassen, das Ressentiment oder die Trauer oder das Trauma, ganz besonders das Trauma, denn es wird zu oft in den unbewussten Teil des Gehirns eingesperrt.

KELLY TURNER, PHD

Als ich eine Geist-Körper-Klinik leitete, mussten wir immer wieder auf die Reue und die Ressentiments zurückkommen. Ich befragte die Patienten nach einem zehnwöchigen Programm, einem Programm mit Meditation, Achtsamkeit, Vergebung, Dankbarkeit und Visualisierung, und doch stellte ich immer wieder fest, dass die Menschen einfach nicht heil wurden. Und fast immer klammerten sich die Menschen, die nicht heilten, an Reue oder an ein Ressentiment, in dem sie feststeckten.

JOAN BORYSENKO, PHD

Sie können unter einer Vielfalt an Therapien wählen, um stecken gebliebene Energie oder emotionales Trauma freizusetzen: Reiki, der Druck auf Akupressurpunkte oder EFT, neurolinguistische Programmierung, EMDR, Akupunktur, Qigong, holotropes

Atmen, Hypnotherapie, Cranio-Sacral-Therapie, heilige Kräutermedizin, Chiropraktik, Klangbäder oder Klangtherapie, PSYCH-K®, ThetaHealing®, Chakrenheilung, Healing Touch, Floating, Haptotherapie und Reflexologie gehören zu den Methoden, die erfolgreich eingesetzt worden sind, um Hindernisse abzubauen und Raum zu schaffen für Heilung. Die Theorie, dass emotionale Blockaden sich in physische Blockaden umwandeln, könnte auch erklären, warum Vergebung und Loslassen von allen Experten als notwendiger Schritt zur Heilung angesehen werden.

Die Macht der Vergebung

Jeder echte spirituelle Weg bezieht sich auf oder lehrt etwas über die Vergebung. Ich sage gern, dass jedes Vergeben ein Selbst-Vergeben ist, weil ja alle diese Ressentiments, diese Unversöhnlichkeit oder dieser Groll Gedanken in mir drin sind. Selbst wenn mir jemand ein Leid zugefügt hat, habe ich diese Gedanken und diese Gedanken wirken auf mich, sie wirken auf den Tempel meines Körpers ein, sie wirken auf meine Blutchemie ein, sie wirken auf alles ein. Beginne ich also, der sogenannten anderen Person zu verzeihen, lasse ich Groll, Ressentiments und Feindseligkeit los. Ich lasse all meine Unversöhnlichkeit los, um letztendlich mir selbst zu vergeben. Das spricht natürlich den anderen nicht frei von dem, was er getan oder nicht getan hat oder getan oder nicht getan haben sollte, denn mit ihm hat es nichts zu tun. Sondern ausschließlich und nur mit mir.

DR. MICHAEL B. BECKWITH

Wenn es um Emotionen geht, ist Vergebung der beste Weg, um loszulassen. Der Hass auf einen Elternteil, die Verurteilung

> eines Arbeitskollegen, die Fehler des Ehepartners – lassen Sie all diese inneren Be- und Verurteilungen einfach los, das Beschuldigen, Ihre grundlegende Opferhaltung. Können Sie all das loslassen und erkennen, dass das Leben für und nicht gegen Sie arbeitet, dann schaffen Sie Heilung.
>
> **PETER CRONE**

Wem müssen Sie vergeben? Was haben Sie sich selbst zu vergeben? Was können Sie heute loslassen?

»Vergebung befreit die Seele. Sie beseitigt die Angst. Deshalb ist sie eine so mächtige Waffe.«
NELSON MANDELA

Wenn Sie Ihr Bestes gegeben haben, um negative Emotionen aus dem Körper auszuscheiden, ist es an der Zeit, einen Vorrat an positiven Emotionen anzusammeln. Wie die Fachleute bereits gesagt haben, können sich unverarbeitete negative Emotionen anhäufen und Entzündungen und Stress auslösen, positive Emotionen hingegen haben die gegenteilige Wirkung – sie können die Ausschüttung heilender Neurochemikalien auslösen und dem Körper dabei helfen, dass sich sein energetischer Status in den der Heilung verwandelt.

Als ich den Film *The Secret* (Deutsch: *Das Geheimnis*) sah, waren die beiden Geschichten, die mich am meisten berührten, die der Frau, die sich in nur drei Monaten selbst von fortgeschrittenem Brustkrebs heilte, indem sie nur lustige Filme anschaute, und die Geschichte von Norman Cousins, der sich selbst von Morbus Bechterew heilte. Freude und Glück durch Lachen auszudrücken ist sicherlich ein lustiger Weg, um positive Emotionen zu fördern. Ein Beispiel für eine Heilung als unmittelbare Folge des Lachens konkret vor Augen zu haben war eine wertvolle Lehre. Bei Norman Cousins war es so, dass er merkte, dass er seine Schmerzen vergaß, wenn er lachte, also entschloss er sich, den ganzen Tag lang lustige Filme und Sendungen anzusehen, um die Schmerzen zu lindern. »Ich habe die freudige Erfahrung gemacht«, meinte er, »dass zehn Minuten herzhaftes Lachen wie eine Betäubung wirkten und mir mindestens zwei Stunden schmerzfreien Schlaf schenkten.« Letztendlich genas Cousins mit Lachtherapie und hohen Dosen Vitamin C. Vielleicht ist Lachen ja doch die allerbeste Medizin!

»Humor vermag die Angst auszulöschen.
Wenn man lacht, hat man keine Angst. Punkt.«
BERNIE SIEGEL, MD

Kelly Turner erzählte mir von einer Studie, bei der Krebspatienten während der Chemotherapie Videos von Stand-up-Comedians gezeigt wurden. Eine Kontrollgruppe sah während ihrer Chemo keine Comedians. Innerhalb von vier Stunden lag die CD4-Zellzahl bei den Patienten, die sich die Comedy betrachtet hatten, beträchtlich höher als bei der Kontrollgruppe. »Es gab also fast augenblicklich ein Ergebnis!«, sagte Kelly. »Bei diesen Leuten traten auch weniger Nebenwirkungen auf, sie ließen sich auch von der Chemo nicht so runterziehen.«

Kelly gab zu, dass es nicht immer leicht ist, sich positiv zu fühlen, insbesondere wenn man an einer potenziell tödlichen Krankheit leidet. »Das Einzige, was die Überlebenden einer Radikalremission wollten, was ich der Welt durch den Lautsprecher zubrüllen sollte, war, dass man nicht immer glücklich sein muss. Man muss sich keine Sorgen machen, dass man sein Immunsystem zerstört oder den Krebs wachsen lässt, nur weil man nicht rundum und jederzeit glücklich ist. Das führt nur zum Teufelskreis der Selbstbeschuldigung – und der ist nun wirklich nicht gut für das Immunsystem.«

Der Einsatz positiver Emotionen bei der Heilung lässt sich mit Sport vergleichen. Es braucht jeden Tag nur wenig davon, dann nutzt er bereits. Kelly erklärte: »Ich habe Leute getroffen, die mir sagten, sie hätten monatelang unter großer Angst gelitten, aber sich doch bemüht, sich jeden Tag für wenigstens fünf Minuten von dieser Angst abzulenken, etwa durch ein Telefonat, eine Streichelsitzung mit ihrer Katze oder indem sie einen lustigen Film ansahen. Wenn es Ihnen, und sei es auch nur für fünf Minuten, gelingt, den Teufelskreis zu durchbrechen, geben Sie Ihrem Immunsystem eine Chance, sich neu zu justieren und an seine Arbeit zu machen. Und darauf kommt es an.«

Die Biochemie der LIEBE

Stellen Sie sich vor, Sie befinden sich in einer Umgebung, in der Sie Liebe empfinden, oder wenn Sie nur an eine solche Umgebung denken, wenn Sie an eine Zeit denken, in der Sie jemand geliebt oder Ihnen seine Zuneigung gezeigt hat oder als Sie sich jemandem nahe fühlten, selbst einem Tier wie einem Hund oder einer Katze oder einem Pferd. Es kommt auf das Gefühl an sich an, das Mitfühlen, die Zuneigung, die Sie empfinden. Sie schütten im Gehirn das Hormon Oxytocin aus, Sie produzieren es im Herzen, Sie produzieren es in Ihren Geschlechtsorganen, und es tut Ihrem Herzen unfassbar gut. Es verändert die Form der Blutgefäße und fegt einige der Auslöser von Herzerkrankungen weg und hält die Arterien gesund. Es hilft uns auch dabei, die Nahrung besser zu verdauen. Sie können also sozusagen Ihre Heilung beschleunigen, wenn Sie an die Liebe denken, an Mitgefühl, Dankbarkeit, Zuneigung, Zärtlichkeit und Großzügigkeit. Die Liebe selbst ist das großartigste und schönste Heilmittel, und ich finde es wunderbar, dass die Wissenschaft heute biologisch nachweist, welche Auswirkungen Liebe hat.

DAVID R. HAMILTON, PHD

Die Chemie der Liebe, die Deutung der Liebe wird in eine sehr interessante Chemie übersetzt. Dopamin ist eine Folge der Liebe, die ja Genuss ist. Oxytocin ist eine Folge der Liebe und bindet Sie an die Quelle des Genusses. Sind Sie verliebt, wird der Wirkstoff Vasopressin in die Blutbahn ausgeschüttet, Sie wirken dann auf Ihren Partner attraktiver. Am wichtigsten aber ist, dass Ihr Gehirn Wachstumshormone ausschüttet, wenn Sie verliebt sind. Bin ich verliebt, umarme ich also Gesundheit und mein Wachstum.

Sprechen wir über körperliche Gesundheit, dann sprechen wir über zwei unterschiedliche Richtungen, die der Körper einschlagen kann. Er kann wachsen oder geschützt sein. Das sind zwei Verhaltensweisen, die sich gegenseitig ausschließen. Bietet uns ein Reiz zum Beispiel Wachstum, dann ist das ein Reiz, dem ich mich nähern und den ich aufnehmen will, wie die Liebe. Ich nähere mich der Liebe mit offenen Armen und nehme sie ganz in mich auf. Ganz anders ist das bei einem negativen und bedrohlichen Reiz. Da nähere ich mich nicht, ich entferne mich von dem Reiz und mache dicht. Worum geht es? Wachstum nähert sich dem Reiz, Schutz entfernt sich von ihm. Man kann sich nicht gleichzeitig nähern und entfernen. Man kann sich nicht gleichzeitig öffnen und verschließen. Wachstum und Schutz sind sich gegenseitig ausschließende Verhaltensweisen. Ich erhalte also eine negative Wahrnehmung meines Lebens, etwa eine negative Diagnose. Jetzt will ich mich schützen. Ich mache das System dicht, um das Problem abzuwehren. Natürlich ist Dichtmachen das genaue Gegenteil von Wachstum. In Wirklichkeit führt es zu beschleunigter Erkrankung und zum Tod. Angst führt zum Tod. Sie können sagen: Ich habe keine Angst, und ich frage Sie: Haben Sie denn Liebe? Und Sie wollen wissen: Wo ist denn da der Unterschied? Nun, die Liebe öffnet Sie, damit Sie Neues aufnehmen können. So wachsen und heilen Sie. Wenn Sie keinen Stress haben und auch nicht lieben, wo sind Sie denn da? Irgendwo zwischendrin. Sie wachsen nicht, Sie schützen sich aber auch nicht. Wollen Sie Ihr Leben verbessern, müssen Sie von der Furcht zur Liebe übergehen, vom Schutz zum Wachstum. Es geht also nicht nur darum, Stress zu vermeiden, sondern ihn zu vermeiden und durch etwas Positives, Liebevolles und Wachstumsförderndes zu ersetzen.

BRUCE LIPTON, PHD

»Liebe ist die größte
heilende Kraft, die ich kenne«
LOUISE HAY

Das Schöne daran, wenn wir lernen, negative Emotionen loszulassen und positive Emotionen zu fördern, ist, dass wir damit unsere Gesundheit durch unsere eigenen Gedanken unmittelbar beeinflussen können. Wir müssen nur an Dinge *denken,* die uns glücklich machen, daran denken, wie wir verliebt waren, einen lustigen Film anschauen, und die Gedanken und Gefühle haben die Macht, in unserem Körper heilende Wirkstoffe auszusenden. Das sind doch wirklich tolle Nachrichten!

Ein inspirierendes Beispiel dafür ist die erstaunliche Selbstheilung von Joe Dispenza.

ZWISCHENSPIEL:

Joe Dispenzas Geschichte

1986 nahm Joe Dispenza am Fahrradwettbewerb des Triathlons von Palm Springs in Kalifornien teil. In einer unerwarteten Kurve, die ihm ein Polizist anzeigte, krachte ihm ein Bronco mit Vierradantrieb bei neunzig Stundenkilometern genau in den Rücken und schleuderte ihn vom Rad. Joe schlug mit seinem unteren Rücken und dem Gesäß hart auf, er erlitt Sinterungsbrüche an sechs Wirbeln und an einem der Wirbel einen Wirbelkollaps von mehr als 60 Prozent. Der Neuralbogen, durch den das Rückenmark verläuft, war gebrochen wie eine Salzbrezel.

Joe wies multiple Kompressionsfrakturen der Lenden- und Brustwirbelsäule auf, Knochensplitter im Rückenmark und Kompressionen des Rückenmarks durch die Frakturierung der Neuralbogen. Im Krankenhaus erhielt er vier unterschiedliche Diagnosen von vier der bekanntesten Chirurgen Südkaliforniens, die Prognose lautete, er würde wohl nie wieder gehen können. Man riet ihm zu einer Operation mit Harrington-Stäben – einem schweren Eingriff, bei dem ein Stab aus rostfreiem Stahl oberhalb und unterhalb der Wirbelsäulenverbiegung mit Haken eingehängt wird.

Es fiel ihm außerordentlich schwer, das Bekannte gegen das Unbekannte abzuwägen, denn er war selbst Chiropraktiker. Trotz aller Röntgenaufnahmen, CAT-Scans, Magnetresonanztomografie und Expertenprognosen wollte Joe keine OP. Er konnte sich nicht vorstellen, von Medikamenten abhängig zu sein oder den Rest seines Lebens in einem Rollstuhl zu verbringen. Er wurde aus dem Krankenhaus entlassen und hatte nur einen einzigen Gedanken: *Die Macht, die uns den Körper geschenkt hat, wird ihn auch heilen.*

Joe glaubte, dass die Intelligenz, die uns das Leben geschenkt hat, seiner gewahr war und auf ihn achtete. Er beschloss, diese Intelligenz anzusprechen und ihr einen Plan für seine Heilung anzubieten – einen eigenen Plan nur für ihn. Er wollte der großen Intelligenz diesen Plan unterbreiten, weil diese viel besser heilen konnte als er selbst.

Da er nichts tun konnte, außer im Bett zu liegen und nachzudenken, begann Joe in seinem Kopf mit der Wiederherstellung seiner Wirbelsäule, und zwar Wirbel für Wirbel. Doch brachte Joe seinen Geist nicht immer dazu, zu tun, was er tun sollte. Er konnte sich nicht mehr konzentrieren und dachte an einen Rollstuhl. Dann musste er abbrechen und ganz von vorn beginnen. Sechs Wochen lang kämpfte Joe – er war frustriert, wütend und konnte nicht mehr abwarten. Er brauchte drei Stunden, um die ganze Wirbelsäule zu visualisieren. Er schloss die Augen und ging Wirbel für Wirbel durch.

»Ich war nie ganz zufrieden damit, wie ich es machte«, meinte Joe. »Aber ich machte trotzdem weiter. Nach sechs Wochen durchlief ich den gesamten Prozess mit voller Aufmerksamkeit. Da machte etwas klick. Und im selben Augenblick war mir klar, dass gerade etwas passierte.«

Bald benötigte er nur noch 45 Minuten für die frühere Dreistundenprozedur. Damals wusste er das noch nicht, aber durch die ständige Wiederholung und Übung befeuerte und verdrahtete er jeden Tag neue Verbindungen im Gehirn. Er verbesserte zudem seine Konzentrationsfähigkeit, die, wie jede Fähigkeit, durch Training immer besser wird. »Ich ging nirgendwo hin. Ich tat ja auch nichts. Ich lag einfach nur mit dem Gesicht nach unten da und hatte jede Menge Zeit«, erinnerte sich Joe.

Joe bemerkte bedeutende Veränderungen in seinem Körper. Seine Schmerzintensität sank, und dann waren die Schmerzen ganz weg. Einige seiner neurologischen Schwierigkeiten wie Taubheit und Kribbeln milderten sich, seine Bewegungsfähigkeit kehrte zurück. »In dem Augenblick, in dem ich das, was ich in meinem Innern machte, mit dem verknüpfte, was ich in meinem Äußeren erzielte, tat ich es leidenschaftlicher und enthusiastischer statt gelangweilt und frustriert.«

Sein Gedankenprozess wurde leicht und freudvoll. »Sollte ich je wieder gehen können, was nahm ich da als gegeben hin – zum Beispiel einen Sonnenuntergang, eine Dusche oder mit Freunden abzuhängen und essen zu gehen? Ich fing an, mir Potenziale im Quantenfeld auszuwählen, die nicht mehr auf dem schlimmstmöglichen Fall beruhten, sondern auf künftigen Chancen.«

Joe begann, neuen Gene auf neue Weise Meldungen zu schicken, und sein Körper verwandelte sich dramatisch. Nach nur zehn Wochen stand er bereits auf den eigenen Füßen, nach zwölf Wochen trainierte er wieder. Er meinte, er spüre im Körper und im Rücken keinen Schmerz. »Ich habe mit mir selbst einen Pakt geschlossen, also mit dieser Intelligenz: Sollte es mir je wieder gelingen zu gehen, dann wollte ich mein restliches Leben die Verknüpfung von Geist und Körper erforschen und die Wirkung des Geists auf die Materie. Und genau das mache ich seit 1986.«

Joes bemerkenswerte Heilung zeigt mir, wie wirksam die Verknüpfung von Geist und Körper wirklich ist. Sie beweist mir auch, wie wichtig nicht nur dezidiertes Mittun und Konzentration, sondern auch Engagement, Entschlossenheit und Geduld bei der Heilung sind.

Wenn Sie sich bereits auf dem Weg der Heilung befinden – wo können Sie Konzentration und Entschlossenheit steigern? Schaffen Sie es, sich zehn Minuten pro Tag als gesund zu visualisieren? Sie tun dabei all das, was Sie lange schon wieder tun wollten.

Fazit aus Kapitel 3

Unsere Überzeugungen beginnen im Unterbewussten, wir sind uns ihrer oft gar nicht bewusst. Werden wir uns unserer einschränkenden und negativen unbewussten Überzeugungen gewahr, können wir die Muster verändern, die uns nichts mehr nutzen.

Die Disziplin der Epigenetik zeigt uns, dass wir nicht länger Opfer unserer Gene sind. Indem wir unsere Umwelt oder unsere Wahrnehmung der Umgebung verändern, übernehmen wir die Kontrolle über unsere genetische Aktivität.

Unsere Emotionen wirken unmittelbar auf unsere Physiologie. Negative Emotionen haben auf den Körper eine entzündliche Wirkung und positive Emotionen eine heilende Wirkung. Zwei der neun Schlüsselfaktoren bei Radikalremissionen sind das Freisetzen unterdrückter Emotionen und die Stärkung positiver Emotionen.

Es gibt wirklich eine positive Chemie der Liebe, die wir in unserem Körper ausschütten können. Sie hat von allen die größte Heilkraft.

Heilung kann sich spontan ereignen oder Zeit brauchen, Entschlossenheit, Engagement, Konzentration, Übung und Geduld.

4
Der Placeboeffekt, Wahrnehmung und Überzeugung

»Was immer der Geist erdenkt und glaubt, kann er auch erreichen.»
NAPOLEON HILL

Sie haben bestimmt schon vom Placeboeffekt gehört – den Begriff prägte Dr. Henry Beecher in dem wissenschaftlichen Beitrag *The Powerful Placebo* 1955. Sie nehmen ein Zuckerkügelchen ein in der festen Überzeugung, es handle sich um ein Medikament, und es geht Ihnen tatsächlich besser. Wieso funktioniert das? Und wie wenden wir diesen Geistestrick an, um unser eigenes Potenzial für Heilung zu steigern, und das ganz ohne die möglichen Nebenwirkungen von Medikamenten?

Ich sprach mit Joe Dispenza, der mir eine hilfreiche und gründliche Erklärung des machtvollen Phänomens gab: »Die Menschen können den Gedanken akzeptieren, glauben und sich ihm unterwerfen, dass sie eine echte Substanz oder Behandlung erhalten. Sie programmieren dann ihr vegetatives Nervensystem, das ihren eigenen Arzneischrank an Medikamenten herstellt, die genau denen entsprechen, die sie einzunehmen glauben.«

Nun gut. *Wie aber erzeugt eine eigentlich inaktive Substanz eine Heilwirkung auf den Körper?* Das ist die große Frage.

»Die Zuckerpille, die inerte Substanz, heilt gar nicht. Es ist der *Gedanke,* der heilt«, sagte er mir. »In Untersuchungen über Depressionen reagieren bis zu 81 Prozent der Patienten, die ein Placebo erhalten, ebenso gut darauf wie die Menschen, die Antidepressiva erhalten. Was bedeutet das alles? Es heißt wohl, dass sie ihr eigenes Antidepressivum herstellen und ihr Körper und ihr Nervensystem die beste Apotheke der Welt sind.«

Joe erklärte mir, dass der Placeboeffekt sich auf drei Dinge gründet: Konditionierung, Erwartung und Bedeutung. Man gibt jemandem zuerst ein echtes Medikament, das die Schmerzen lindert. Man gibt ihm das Medikament ein zweites Mal, und wieder lindert es seine Schmerzen. Dann gibt man ihm wieder eine Pille, aber diesmal ist es eine Zuckerpille, die nur wie das andere Medikament aussieht – und weil er durch die Wiederholung konditioniert worden ist, produziert sein Körper plötzlich genau die chemischen Wirkstoffe, die ihm zuvor geholfen haben.

Das Zweite, was bei einem Placebo mitspielt, ist die Erwartung. Man erwartet, dass ein Medikament oder eine Behandlung etwas Bestimmtes auslöst. In dem Augenblick, in dem man sich für dieses Potenzial entscheidet, für diese zukünftige Möglichkeit, stellt sich der Körper physiologisch um, um sich auf dieses Ereignis vorzubereiten. Man kann einem Patienten in einer Placebo-Studie sagen, man gebe ihm nun ein Medikament, und wenn der Arzt enthusiastisch genug ist, dann funktioniert das noch besser bei der Schmerzreduktion. Ist der Arzt begeistert und erwartet der Patient, dass seine Schmerzen verschwinden, dann erzeugt er sein eigenes Morphium.

Das dritte Element eines Placebos ist die Bedeutung, die man ihm verleiht. Sie erfahren: »Nun, wissen Sie, am Ende Ihrer Nervenzellen sitzen Rezeptoren, und die Synapsen müssen

Serotonin aufnehmen. Dieses Mittel hält das Serotonin dort, deshalb beseitigt es Depression.« Sie geben also der Einnahme der Pille eine Bedeutung, und das erzielt bessere Resultate. Je besser Sie die Funktionsweise eines Mittels kennen, desto bedeutungsvoller wird es für Sie.

Die Macht und das Potenzial des Placeboeffekts

Ich habe fast ein Jahrzehnt lang den Placeboeffekt untersucht. Er fasziniert mich immer mehr. Sein Verständnis ist wohl das Wichtigste für einen Heiler oder Arzt, weil er nebenwirkungsfreie Genesung ermöglicht. Er wirkt ja durch den Glauben an die potenzielle Wirksamkeit der Behandlung. Mittlerweile wissen wir, dass alles von der Schmerzmedikation über Antidepressiva bis hin zur Chirurgie den Placeboeffekt nutzt, einen Glauben, der durch unsere soziale Orientierung an Gesundheit und Krankheit konditioniert ist, oder dem Glauben, dass die Maßnahme tatsächlich wirksam sein wird. Könnten wir eine solche Einstellungsveränderung auch anders nutzen, könnten wir grundlegend die Überzeugung vermitteln, dass dem Körper die Fähigkeit innewohnt, gesund zu sein, und könnten wir uns daran ausrichten, dauert es nur wenige Wochen, vielleicht Tage, und wir fühlen uns ganz anders in unserer Haut. Ich halte das für ein sehr bedeutsames Element.

KELLY BROGAN, MD

Ich arbeitete für eines der führenden pharmazeutischen Unternehmen an der Entwicklung neuer Medikamente gegen Herz-Kreislauf-Erkrankungen und Krebs. Noch faszinierender als die Wissenschaft fand ich dabei, was geschah, als wir die

Medikamente testeten. Bei einem typischen Versuch hat man eine Gruppe von hundert Leuten, die die Arznei nehmen, um festzustellen, ob sie wirkt. Man gibt aber gleichzeitig, um vergleichen zu können, einer zweiten Gruppe von hundert Leuten ein Placebo. Man spricht deshalb von einer Kontrollgruppe. Von den hundert Leuten, die die Arznei erhalten, zeigen vielleicht 75 eine Besserung. Aber es passiert auch oft, dass von denjenigen, denen das Placebo verabreicht wird, 40 bis 75 ebenfalls eine Verbesserung aufweisen, weil sie glauben, sie erhielten das echte Medikament. Ich dachte, das sei ja erstaunlich. Nachdem mir das immer und immer wieder passiert war, richtete ich meine Aufmerksamkeit auf die unterschiedlichen Aspekte des Placeboeffekts. Ich wollte, dass die Menschen mehr über die Beziehung von Geist und Körper erfahren.

Der Placeboeffekt ist außergewöhnlich kraftvoll, weil er zeigt, dass Glaube allein für eine Veränderung der Biologie ausreicht. Das Gehirn gleicht einer Apotheke, glaubt jemand also, er würde ein Schmerzmittel erhalten, dann veranlasst sein Geist das Gehirn, seine Apotheke zu durchstöbern und sich zu fragen: ›Gut, welcher meiner vielen chemischen Wirkstoffe im Gehirn wird dem Patienten die Linderung verschaffen, die er erwartet?‹ Es gibt tatsächlich natürliche Varianten des Morphiums, die man ›endogene Opiate‹ nennt und die in den Körper ausgeschüttet werden. Der Patient erlebt also eine schmerzlindernde Wirkung, weil dem Gehirn alles zur Verfügung steht, was es braucht, um die erwartete Wirkung zu erzielen. Das ist nun eine bedeutende Erkenntnis, weil sie belegt, dass Erwartung, Überzeugung und die Einstellung in der Tat all diese biologischen Wirkungen auf den Körper ausüben können.

Von Konditionierung spricht man, wenn die Überzeugungen einer Person mehrere Tage lang bestärkt werden. Jemand erhält beispielsweise zwei oder drei Tage lang Morphium gegen seine Schmerzen. Am vierten Tag wird das Medikament insgeheim durch ein Placebo ersetzt, etwa Salzwasser, und doch erlebt der Patient eine identische Schmerzmilderung. Die Forschung hat ergeben, dass die Überzeugung stärker ist, weil sie drei Tage lang durch die Konditionierung bekräftigt wurde. Konditionierung stärkt und kräftigt eine Überzeugung. **Wenn Sie einen Weg finden, Ihre Überzeugzungen und Erwartungen zu bekräftigen, gelangen Sie tiefer in das System des Körpers, und dieser liefert bessere Ergebnisse.**

Vor Jahren erzählte mir ein befreundeter Arzt, er hätte während seiner gesamten Studienzeit nur einmal eine halbe Stunde lang etwas von Placeboeffekt gehört. Und dieser Teil der Vorlesung drehte sich um die ethischen Probleme, ein Placebo zu verschreiben, handelte also nicht von der wirklichen Kraft des Glaubens, der Kraft der Hoffnung, der Kraft der Liebe oder sogar der Kraft, die darin liegt, wie ein Arzt mit seinen Patienten spricht.

DAVID R. HAMILTON, PHD

Ich sagte Eltern: Schnappen Sie sich ein Röhrchen mit Vitaminen, kleben Sie Etiketten für Mittel gegen Übelkeit, Schmerzen oder zum Haarwachstum drauf und geben Sie das Ihren Kindern während der Chemotherapie. Sie wirken, weil die Kinder daran glauben. Ich sage dann, wir täuschen die Menschen zu ihrem Besten, ihrer Gesundheit. Man hat mir vorgeworfen, ich würde falsche Hoffnungen wecken, aber verdammt noch mal: Was ist eine falsche Hoffnung denn? Das ist doch ein Oxymoron. »Menschen gewinnen im Lotto, es ist also möglich.« Ich versuche den Leuten beizubringen, was jene tun, die alle Erwartungen übertreffen. Das ist nicht unethisch. Es ist wahr. Sie haben Potenzial. Dieses Wort gefällt mir: Potenzial.

BERNIE SIEGEL, MD

Einige der Fachleute, mit denen ich sprach, berichteten mir von Fällen, bei denen jemand eine falsche Diagnose erhalten hatte und dann plötzlich Symptome der fälschlich diagnostizierten Krankheit aufwies. Das nennt man den *Nocebo*-Effekt, ein Begriff, den Walter Kennedy 1961 in einem Aufsatz in der *Medical World* prägte, um das Gegenteil eines Placebos zu beschreiben. Seit damals verwenden Anthropologen das Wort, um die negativen Folgen einer Überzeugung zu beschreiben. Anders gesagt: Erfahren Sie, dass Sie sterben müssen, versagt Ihr Körper tatsächlich. Joan Borysenko berichtete mir von einem Mann, der erfuhr, dass er Lungenkrebs im Stadium IV und nur noch sechs Wochen zu leben hatte. Und tatsächlich verstarb er sechs Wochen danach. Ein paar Wochen später betrachteten die Ärzte seine Aufnahmen erneut und stellten fest, dass er gar keinen Lungenkrebs hatte. Es war ein tödlicher Fehler.

Dr. Bernie Siegel erzählte mir von einem Mann, mit dem er gearbeitet hatte. Man sagte ihm, er sei HIV-positiv. Das war in den 1980ern, der Mann war schwul, und deshalb glaubte er sofort, dass er krank war, weil er sah, wie seine Freunde und viele andere an Aids starben. Er welkte nur so dahin und wies alle Symptome der Krankheit auf. Einen Monat später, knapp vor seinem Tod, rief ihn sein Arzt an und meinte, es hätte im Labor eine Verwechslung gegeben. Er sei tatsächlich HIV-negativ! Er war nie krank gewesen. Seine Überzeugung und seine Erwartungen ließen ihn dieses Schicksal durchleben. Mit der neuen und richtigen Diagnose heilten sein Körper und er binnen weniger Wochen wieder.

Wenn negatives Denken schadet

Welche Folgen hat negatives Denken? Es beeinflusst Ihr Leben ebenso stark wie positives Denken, allerdings genau andersherum. Ein Placebo (das positive Denken) kann Sie von allem heilen, ein Nocebo (das negative Denken) kann wirklich eine Krankheit auslösen und zum Tod führen – nur, weil man es glaubt.

BRUCE LIPTON, PHD

Das Wort Placebo stammt aus dem Lateinischen und bedeutet: »Ich werde gefallen.« Das Wort Nocebo bedeutet: »Ich werde schaden.« Der Noceboeffekt liegt darin, dass sich die Dinge verschlechtern, weil ich das glaube. Einige Ärzte wenden den Noceboeffekt rein zufällig durch ihre Sprache an. Hätte ich Stundenpläne für die Medizinerausbildung zu entwerfen, dann würde ich den Ärzten und Studierenden nicht nur den Placeboeffekt, sondern auch die Macht des Wortes lehren.

DAVID R. HAMILTON, PHD

Gibt ein Arzt entsprechend der statistischen Gauß-Verteilung eine negative Prognose, dann schadet er nicht nur potenziell seinem Patienten, den er zu einem unangenehmen Ergebnis hin katapultiert, er raubt ihm zusätzlich alle Hoffnung. Ist es nicht viel weniger ethisch, jemandem alle Hoffnung zu rauben, als die Wahrheit zu sagen und auf das positive Potenzial hinzuweisen und ihm Beispiele spontaner Selbstheilung zu nennen? Die Wissenschaft hat immer wieder bewiesen, dass unsere Überzeugungen und Erwartungen auf unsere Biologie einwirken. Sie hat auch belegt, dass der Optimismus eines Arztes bezüglich einer Therapie und der Heilungschancen des Patienten ebenfalls das

Ergebnis beeinflusst. Der Glaube des Patienten gründet auf dem Glauben des Arztes.

Die Moral dieser Geschichten lautet: Man sollte sich immer eine zweite oder dritte Meinung einholen! Achten Sie auch auf die Sprache und das Verhalten, das Sie von Ihrem Arzt erwarten. Wie Kelly Brogan im ersten Kapitel bereits sagte, zwingen in den Vereinigten Staaten medizinischen Regularien und die Versicherungen die Ärzte, jeden Tag sehr viele Patienten zu untersuchen. Sie haben oft bloß zehn Minuten Zeit pro Konsultation. Scheuen Sie sich nicht, Fragen zu stellen oder sich nach weiteren Optionen zu erkundigen. Es ist häufig nicht sehr angenehm, sich während einer Untersuchung auch noch zu unterhalten. Sie können den Arzt aber bitten, sich danach noch ein paar Sekunden Zeit zu nehmen (vielleicht, wenn Sie wieder angezogen sind). Oder Sie machen einen zweiten Termin für ein Gespräch aus.

Wird Ihr Arzt ärgerlich oder nimmt er sich für Sie keine Zeit, dann gehen Sie woanders hin. Suchen Sie sich einen Arzt, der sich gezielt nach Ihrer Ernährungsweise, nach Ihren Gefühlen, Ihrem Stresspegel und anderen Aspekten Ihres Lebens erkundigt. Denken Sie daran, dass Sie sich ihn ausgesucht haben, um seine Ratschläge einzuholen, und dass Sie jemanden verdienen, dem Ihr Bestes am Herzen liegt. Ich glaube, dass die meisten Ärzte die besten Absichten haben. Wir sollten dennoch gerade die aufsuchen, die sich die Zeit und Mühe nehmen, ihre Patienten so zu behandeln, wie sie es verdienen. Brauchen Sie Hilfe, um die richtigen Fragen zu stellen, suchen Sie sich die Unterstützung der Leute, die dieselbe Diagnose hatten. Sie können ihre Erfahrungen teilen und Ihnen Ratschläge geben, die Ihnen in Ihrer Lage zu mehr Klarheit verhelfen.

Fällt es Ihnen leicht, Ihrem Arzt Fragen zu stellen? Ist die Art und Weise, wie Ihr Arzt Ihnen Diagnosen und Behandlungsoptionen mitteilt, für Sie in Ordnung? Fühlen Sie sich gehetzt, wenn Sie detaillierte Informationen über Ihre Diagnose haben möchten? Ist Ihr Arzt optimistisch und positiv oder zynisch und pessimistisch?

Suchen Sie sich Unterstützung

Sie finden online viele Selbsthilfegruppen. Ein guter Ausgangspunkt ist das Portal https://www.nakos.de/ der Deutschen Arbeitsgemeinschaft Selbsthilfegruppen e.V. Sie können dort nach Krankheiten oder Organisationen suchen. Auch auf Facebook finden Sie Selbsthilfegruppen, die mit denselben Problemen zu kämpfen haben wie Sie, und erfahren mehr über potenzielle Behandlungsmethoden, lesen inspirierende Geschichten und erfahren Adressen von Heilpraktikern. Wenn Sie sich um Ihre Privatsphäre sorgen, achten Sie darauf, dass es sich um eine geschlossene Gruppe handelt, wo nur die Mitglieder lesen können. Hüten Sie sich vor Gruppen, die Ihnen etwas verkaufen wollen oder die um Spenden bitten. Suchen Sie gezielt nach Gruppen, die nur den Informationsaustausch unter ihren Mitgliedern erleichtern wollen, damit sie sich in ihrer schwierigen Lage ermutigen können. All das ist nur virtuell, doch oft ist der Austausch mit verständnisvollen Menschen, die ja dieselben Umstände durchleben wie Sie, bereits Ansporn genug, auf der Reise der Heilung weiter voranzuschreiten.

Manchmal, besonders oft bei einer Krebsdiagnose, wird Sie der Arzt dazu drängen, eine konventionelle Behandlung zu beginnen, weil er das wirklich für die beste Option hält. Denken Sie daran, dass Krebs nicht über Nacht entsteht. Lassen Sie sich ein paar Tage Zeit für Ihre Entscheidung. Beruhigen Sie sich, atmen Sie tief durch und stillen Sie das Getöse der angsterfüllten Gedanken, die Sie aufwühlen. Schaffen Sie den Raum, um Ihre Intuition zu hören, forschen Sie nach, holen Sie sich eine zweite Meinung. Sie haben dann zumindest die Gewissheit, dass Sie für sich das Bestmögliche tun, wenn Sie diesen Schritt gehen.

Alle Experten in *Heal* sind sich darüber einig, dass Sie die bestmöglichen medizinischen Ratschläge und eine präzise Diagnose einholen sollten – um dann Ihre *eigene* Prognose zu erstellen. Niemand darf Ihnen sagen, wozu Sie fähig sind. Forschen Sie nach, suchen Sie nach Beispielen für erfolgreiche Heilung und bewahren Sie die Hoffnung!

»Natürlich kann niemand zurückgehen auf null und einen völlig neuen Anfang machen – aber jeder von uns kann jetzt neu beginnen und ein völlig neues Ergebnis erzielen.«

CARL BARD

Glauben Sie der Diagnose, aber erstellen Sie Ihre eigene Prognose

Für uns sind die Ärzte noch zu sehr Götter in Weiß. Ich erinnere mich, wie einmal eine Frau zu mir kam und sich die Seele aus dem Leib heulte, weil sie von ihrem Arzt eine schreckliche Diagnose und Prognose und all das erhalten hatte. Da sagte ich: »Warten Sie mal eine Minute«, verließ den Raum, zog mir einen weißen Kittel an, klemmte mein Namensschild daran, auf dem »Dr. Michael Beckwith« stand. Dann ging ich wieder rein und sagte: »Ich bin Dr. Michael Beckwith, und ich will Ihnen sagen, dass Ihr Leben besser wird. Sie haben einen ziemlich lauten Weckruf gehört und Sie werden ab jetzt den Teufelskreis Ihrer schlechten Gewohnheiten durchbrechen und können miterleben, wie Ihr Körper sich verändert.« Dann holte ich meinen Rezeptblock raus und sagte: »Das müssen Sie jeden Tag zu sich selbst sagen, und das hier müssen Sie ab jetzt essen. Kommen Sie in dreißig Tagen wieder und sagen Sie mir, wie es Ihnen geht.«

Die Patientin hörte auf zu weinen und begann zu lachen, weil sie merkte, wie sehr sie ihre Selbstbestimmung abgegeben hatte. Ich will nicht sagen, dass Sie nicht zum Arzt gehen oder vernünftige medizinische Ratschläge annehmen sollten. Wenn Sie aber eine externe Autorität über sich bestimmen lassen, dann werden Sie sozusagen zum doppelten Opfer, ein Opfer der Krankheit und der Diagnose, und dann werden Sie noch ein Opfer der Autoritätsperson, die Ihnen sagt, was nun mit Ihnen geschehen wird.

DR. MICHAEL B. BECKWITH

Es ist nicht falsch, an die Diagnose zu glauben, weil Sie nun etwas dagegen unternehmen können. Glauben Sie aber nie an die Prognose. Prognose ist, wenn jemand sagt: »Sie haben noch drei Monate zu leben« oder »60 Prozent der Erkrankten sterben innerhalb von sechs Monaten«. Das ist ja so, als würden Sie von der durchschnittlichen Jahrestemperatur auf die jetzige Temperatur schließen. Wenn Sie aus New York sind und die Durchschnittstemperatur beträgt 24 Grad, dann sagt das nichts über die derzeitige Temperatur aus. Das funktioniert nicht. Niemand kann die Prognose voraussagen, warum sollte man sich also nicht an die allerbeste halten? Zweitens sollte man stets daran denken, dass beim derzeitigen Wissensstand nur 5 Prozent der krankheitsrelevanten Genmutationen penetrant sind. Das bedeutet, dass bei 95 Prozent aller Fälle etwas getan werden kann, was die Folgen der Erkrankung verändert.

Es betrifft Sie, also lernen Sie mehr über Ihre Krankheit, als Ihr Arzt weiß. Googeln Sie in der National Library of Medicine, suchen Sie bei Pub Med und lesen Sie alles dort. Manches wird Ihnen nutzen, anderes nicht, Sie merken aber bald intuitiv, was für Sie sinnvoll ist. Dann erkunden Sie die Geist-Körper-Medizin und die Geistheilung und die Welt der Kräuter, der Ernährungsweisen, der Nahrungsmittel, der Medizin, der Umwelt – all das, was unsere Lebenserfahrung ausmacht.

DEEPAK CHOPRA, MD

Statistiken sind sachlich, Sie aber sind ein Mensch, niemand weiß, was Sie erreichen können und wohin Sie noch kommen. Wenn jemand sagt: »Bei dieser Art von Krebs gibt es nur eine einprozentige Überlebenschance«, dann bedeutet das doch, dass irgendjemand dieses eine Prozent ist, oder? Warum also nicht Sie? Bei den Leuten, die ich untersucht habe, war das ihre Reaktion. Ihnen allen wurde gesagt, sie hätten nur noch drei Monate zu leben, und alle reagierten mit: »Nun, wenn es eine Chance von einem Prozent gibt, das zu überleben, dann bin ich eben dieses eine Prozent. In einem Jahr komme ich wieder, und Sie sehen dann, wie falsch Sie lagen.« Diese Art von Trotz gefällt mir, weil sie zeigt, dass man alles verändern und versuchen will, um wieder gesund zu werden. Sie heilen auch nicht alle gleich. Sie haben aber den Willen, alles zu unternehmen und auch die finstersten Winkel ihrer Vergangenheit zu betrachten, wie sie sich nicht gerade toll ernährt haben oder wie mies im Grunde ihre Beziehungen waren. Sie sehen sich alles an, was ihr Immunsystem davon abhält, optimal zu arbeiten. Und wenn sie das wirklich ansehen wollen, dann schaffen sie das auch.

KELLY TURNER, PHD

Ich kann Ihnen gar nicht sagen, wie vielen Menschen ich bei unserer Arbeit begegnet bin, die den Voodoo-Fluch hörten: Sie haben nur noch sechs oder drei Monate zu leben. Man riet ihnen, ihre Unterlagen und Angelegenheiten in Ordnung zu bringen, weil sie bald sterben würden. Aber diese Leute wollten das nicht ohne Nachdenken akzeptieren, glauben und sich diesen Gedanken fügen. Sie programmierten ihr vegetatives Nervensystem nicht mit diesem Schicksal. Sie sagten: »Warte mal, hier kann ich doch etwas verändern.« Und tatsächlich haben einige von ihnen die Krankheit nicht mehr, oder sie leben zwei Jahre später immer noch, und es geht ihnen gut.
Die Menschen müssen sich ihre Kraft zurückholen. Wir leben im Informationszeitalter, und im Informationszeitalter ist Nichtwissen natürlich eine Option. Vor 25 oder 30 Jahren ging man zum Arzt, erfuhr, welche Krankheit man hatte, und hörte: »Dagegen müssen Sie dies und jenes tun.« Die meisten haben das einfach akzeptiert und gesagt: »Ja, das mache ich.« Jetzt betrachten wir das Heute. Man erhält die Diagnose. Der Arzt erklärt die Behandlungsoptionen. Dann geht man nach Hause, ins Internet und recherchiert stundenlang über die Krankheit, liest von konventionellen und unkonventionellen Heilmethoden. Dann sucht man den Arzt erneut auf und sagt: »Also, ich habe da so etwas gelesen, was ich gern ausprobieren würde.« Und der Arzt sagt dann entweder, dass er davon noch nie etwas gehört hat oder dass er nicht glaubt, dass das hilft. Dann denkt sich der Patient: »Ich suche mir einen anderen Arzt.« Ich brauche jemanden, der mich unterstützt und den Lebensstil, den ich lebe, und der mir hilft, mich zu verändern.
Es gibt allerdings eine Kehrseite der Medaille. Wir sagen unseren Studierenden, dass sie abwägen sollten. Anders gesagt: Es geht nicht um Verweigerung, es geht um Information. Weisen Sie also hohe Werte auf oder zeigen

die Scans dies oder das, warten Sie drei Monate ab, schauen Sie, was möglich ist. Nach diesen drei Monaten messen wir. Stellen wir einen Stillstand oder eine Verbesserung fest, machen wir weiter wie bisher, vielleicht fügen wir das eine oder andere hinzu. Geht es Ihnen schlechter, dann brauchen Sie ein radikaleres Vorgehen, das Sie bei bestimmten Veränderungen unterstützt. Es geht nicht um Vernachlässigung. Es geht nicht darum, eine bestimmte Information zurückzuhalten. Es geht darum, erst einmal zu sehen, ob eine gewünschte Wirkung auch erreicht wird. Wir wollen sie messen, um ein Feedback zu haben.

Die Menschen müssen verstehen, dass sie nach einer Diagnose nicht zum Opfer der Prognose werden dürfen, sie müssen also begreifen, dass es auch andere Optionen gibt, dass sie vielleicht etwas anderes versuchen müssen, dass sie noch andere Möglichkeiten haben, dass sie bestimmte Emotionen zu überwinden haben und ihr begrenztes Denken durchbrechen müssen. Begreifen sie das, können sie aufgrund ihrer persönlichen Veränderungen unter mehr Möglichkeiten wählen. Wenn man damit anfängt, dann tauchen im eigenen Leben plötzlich alle möglichen magischen Dinge auf.

DR. JOE DISPENZA

Die Wundermeile

Jahrhundertelang glaubte man, es sei unmöglich, dass ein Mensch eine Meile schneller als in vier Minuten laufen könnte. Nachdem er bei den Olympischen Spielen 1952 als Vierter ins Ziel gekommen war, entschloss sich der Brite Roger Bannister, der erste Mensch zu werden, der eine Meile unter vier Minuten lief. Zwei Jahre später, am 6. Mai 1954, schaffte der damals

25-jährige Medizinstudent die Meile in drei Minuten und 59,4 Sekunden – man sprach von der »Wundermeile«.

Das an sich ist schon eine erstaunliche Tat, aber am besten gefällt mir an dieser Geschichte, dass nur 46 Tage später der Australier John Landy Bannisters Rekord brach und eine neue Rekordzeit lief. Nach und nach schafften auch andere Läufer die Meile unter vier Minuten. Roger erschütterte das Überzeugungsparadigma, das machte es den anderen möglich, es ebenfalls zu tun. Und sie taten es! Es war ein außergewöhnliches Zeugnis für die Macht des menschlichen Körpers und Geistes.

»Ich habe Mut! Ich habe keine Angst, mich allem auf meinem Weg zu stellen. Ich glaube, dass das kein Traum ist. Es ist meine Wirklichkeit.«
ROGER BANNISTER

Wie könnten Sie Roger Bannisters Tatkraft in Ihr Leben bringen? Welche Bereiche Ihres Lebens lassen sich Ihrer Ansicht nach unmöglich verändern? Und wie könnten Sie dieses Paradigma erschüttern? Was brauchte es, um das Unmögliche wahr werden zu lassen?

Die meisten Ärzte, Schwestern und Pfleger wählten den Beruf, weil sie Menschen helfen und Leben retten wollen. Doch nicht jeder kennt die Macht seiner Worte oder die Folgen seiner Haltung dem Patienten gegenüber. Zu viele Patienten verlassen das Sprechzimmer mit weniger guten Gefühlen und weniger Hoffnung als vor ihrem Arztbesuch.

Wir müssen uns unsere Macht zurückholen und die Verantwortung für unsere Gesundheit selbst übernehmen. Experten und Spezialisten können eine Krankheit diagnostizieren, wir sollten uns aber stark genug fühlen, um eine zweite Meinung einzuholen, selbst nachzuforschen und herauszufinden, was wir verändern können. Es gibt immer einfacheren und bezahlbaren Zugang zu immer mehr alternativen Therapien, und es gibt auch immer mehr Unterstützung, weil die Behandlungen nicht mehr marginalisiert sind. Wie die Mediziner Deepak Chopra und Joe Dispenza uns gezeigt haben, können wir bei 95 Prozent der Erkrankungen etwas ändern, es besteht das Potenzial zur Heilung. Wie so viele Menschen, die sich weigerten, sich von dem allgemeinen Glauben der Mehrheit einschränken zu lassen, und neue Wege eröffneten, können Sie das in Ihrem Leben tun. Wir leben in einer Welt der unbegrenzten Möglichkeiten. Konzentrieren Sie sich auf das gewünschte Ergebnis, und Sie werden überrascht sein, wie nahe Sie ihm bereits sind.

Fazit von Kapitel 4

Der Placeboeffekt gründet auf drei Dingen: Konditionierung, Erwartung und Bedeutung. Das Phänomen ist außerordentlich wirksam, denn es belegt, dass positives Denken die Biologie verändert. Finden Sie einen Weg, Ihre Überzeugungen und Erwartungen zu verstärken, dann greifen Sie tiefer in das System des Körpers ein und erzielen bessere Ergebnisse.

Beim Noceboeffekt vermag eine negative Überzeugung wirklich eine Krankheit auszulösen, sogar zum Tod zu führen.

Holen Sie immer eine zweite und dritte Meinung ein. Forschen Sie nach, bilden Sie sich weiter. Finden Sie einen Arzt, der Ihnen hilft und der sich die Zeit nimmt, mit Ihnen zusätzliche Optionen auszuloten.

Holen Sie sich die Unterstützung von Menschen, die eine ähnliche Diagnose hatten. Gehen Sie auf Internetforen, auf denen sich Menschen mit einer ähnlichen Erkrankung austauschen.

Glauben Sie der Diagnose der besten Mediziner, aber erstellen Sie Ihre eigene Prognose. Erwägen Sie alle Optionen und Möglichkeiten, statt einfach die Meinung eines anderen über das zu übernehmen, was Ihnen möglich ist. Seien Sie tapfer, stellen Sie sich das von Ihnen gewollte Ergebnis vor, dann haben Sie Vertrauen, dass Sie die Krankheit überwinden und heil werden.

5
Die Krankheit des Widerstandes

»Nehmen Sie an, dann handeln Sie. Was immer der gegenwärtige Augenblick enthält, nehmen Sie es an, als hätten Sie es so gewollt. Arbeiten Sie damit, nicht dagegen. Das wird Ihr ganzes Leben wie durch ein Wunder transformieren.«

ECKHART TOLLE

Alle spirituellen Lehrer, mit denen ich spreche, reden davon, im gegenwärtigen Augenblick zu bleiben. Freiheit, Friede, Gnade, Anleitung und Erleuchtung – all das findet derjenige letztendlich, der auf den gegenwärtigen Augenblick zugreifen und dort bleiben kann. Alle Experten in *Heal* stimmen überein, dass wir Stress haben, wenn wir Bedauern und Ressentiments aus der Vergangenheit wiedererleben oder uns schlimme Szenarien in unserer Zukunft vorstellen. Mit dem Akzeptieren des gegenwärtigen Augenblicks beginnen Freiheit und Heilung.

Einer der Gründe, warum ich den Film und das Buch *Heal* gemacht habe, war, dass ich eine Veränderung in unseren Überzeugungen zu bestimmten Diagnosen erreichen will. Die Diagnose Krebs schickt die Leute auf eine Abwärtsspirale des Schreckens, weil sie sie sofort für ihr Todesurteil halten. Degenerative und Autoimmunerkrankungen wie ALS, MS, Lupus und rheumatoide Arthritis rufen oft dieselbe Reaktion hervor.

Auf meiner Reise habe ich Berichte und Zeugenaussagen von wenigstens einem Menschen gehört, der von einer der genannten Krankheiten vollständig genesen ist, sogar von ALS. Es *ist* also möglich, das Überzeugungsparadigma, das wegen dieser Erkrankungen herrscht, zu überwinden. Wenn das möglich ist, dann können wir unsere Überzeugungen so weit wie möglich von der Angst fortverlagern, wenn wir unseren Fokus verstärkt auf die Möglichkeiten und das Potenzial lenken. Angst und Stress stehen dem Immunsystem im Weg und beschleunigen den Verlauf der Erkrankung. Wir müssen die Angst durchbrechen, den Widerstand aufgeben und eine ganz neue Geschichte erzählen.

Widerstand ist wirklich zwecklos

Betrachten Sie sich die Welt: Jeder läuft mit einer Wagenladung Probleme rum. Aber das stimmt gar nicht, sie alle leisten nur Widerstand gegen ihre derzeitige Lage. Eine Lage, die ihr Ego einfach nicht akzeptieren möchte. »So darf man nicht mit mir reden.« »Warum hat mich dieses Auto gerade geschnitten?« »Ich darf nicht krank werden.« Das lässt uns leiden. Wir sind mit dem Leben aus dem Gleichgewicht, wir akzeptieren unser Leben nicht. Das führt dazu, dass wir unser Wohlbefinden verlieren, was ein Vorbote der Krankheit ist, die sich dann in unserer Physiologie manifestiert. Deshalb gefällt mir der Begriff un-wohl so sehr.

Stellen wir uns mal vor, der Arzt kommt herein und sagt: »Es tut mir leid, aber ich habe schlechte Nachrichten für Sie. Ihre Ergebnisse sind da, Sie haben Krebs..« Bei alldem handelt es sich bloß um eine Information. Sie verändert ausschließlich Ihre Wahrnehmung, nichts sonst, die aber führt zu Angst.

Diese Angst ist fiktiv, weil Sie sich nun den schlimmstmöglichen Fall vorstellen. **Das Leid ist eine Folge der Geschichte, die wir uns selbst wegen dieser Information ausdenken.** Der erste Schritt zu Heilung und Freiheit ist das Akzeptieren. Wirklichkeit ist Wirklichkeit. Das Ego hätte gern etwas anderes, und deshalb leiden wir. Akzeptieren Sie, sind Sie plötzlich wieder in Einklang mit dem Leben. Und natürlich haben Sie die Wahl, was Sie tun. Im Leben ist es sehr einfach: Entweder Sie machen etwas dagegen oder Sie lassen es sein. Die meisten Menschen tun nichts und widerstreben der Krankheit. Ihr Widerstand gegen die ungewollte Lage, ihr diesbezüglicher Frust, ihre Wut und ihre Opferhaltung sind genau die Emotionen, die energetische Vorboten der Krankheit sind und die letztendlich zu einer Verlängerung ihres Zustands beitragen.

PETER CRONE

Wir sind nicht die Opfer, wir sind die Schöpfer. Lassen wir Stress in unserem Leben zu, dann manifestieren wir Krankheiten. Nehmen wir den Stress aus unserem Leben, entfernen wir die Krankheit. Die Vorstellung von der Spontanremission ist real. Menschen können Krebs im Endstadium haben, ins Hospiz gehen und den Krebs dann über Nacht loswerden. Wie? Indem sie ihre Wahrnehmung und Überzeugung vom Leben ändern, nicht die Gene.

BRUCE LIPTON, PHD

Wir müssen die Wirklichkeit akzeptieren, die eben auch eine schmerzliche Diagnose beinhalten kann. Widerstand gegen unsere Wirklichkeit vergeudet wertvolle Kraft, die wir für unsere Heilung brauchen. Es ist jedoch nicht nötig, unsere Prognose anzunehmen, also das, was jemand anders über unser künftiges

Leben denkt. Bei ihrer Forschung befragte Kelly Turner viele Menschen, die angesichts ihrer schlechten Prognose trotzig wurden und meinten: »Nie und nimmer! Ich werde die Krankheit besiegen!» Das ist kein Widerstand gegen die Diagnose, sondern vielmehr ein gesunder Widerstand gegen die Prognose. Man akzeptiert das, was ist, mit der Entschlossenheit, alles und jedes zu verändern, um wieder heil zu werden.

Stellen Sie sich vor, Sie rollen einen schweren Felsen den Berg hinauf. Den ganzen Weg hoch widerstehen Sie der Schwerkraft, das verbraucht unfassbar viel an Energie. Die Wirklichkeit ist dieser Felsbrocken, und die Schwerkraft, gegen die Sie ankämpfen, ist die natürliche Intelligenz, die Ihnen den Weg weist in Richtung der Entwicklung Ihrer Seele. Wenn es uns nicht gut geht, dürfen wir keine Energie vergeuden und das Immunsystem durch Angst und Widerstand unterdrücken. Wir müssen unsere derzeitige Lage akzeptieren und darauf vertrauen, dass sie uns eine wertvolle Botschaft bringt. Wir übernehmen dann die Verantwortung für unsere Gesundheit, suchen uns Hilfe und durchlaufen den schwierigen Prozess der Veränderung unseres Lebensstils, der Vermeidung von Stress und der Verarbeitung unserer Emotionen und grundlegenden Überzeugungen. Das ist wahrhaft holistische Heilung. Bei diesem Weg gilt es, Entschlossenheit und Mut zu haben. Leider glauben wir in der heutigen Gesellschaft der Bequemlichkeit und der sofortigen Bedürfnisbefriedigung nur allzu schnell den Versprechungen rascher Abhilfe.

Kennen Sie Bereiche, in denen Sie in ihrem Leben Widerstand leisten? Was können Sie tun, um Ihre derzeitige Lage zu akzeptieren? Können Sie Ihre Sichtweise ändern – weg vom Widerstand und der Opferrolle und hin zu Neugier auf die Botschaft und die Lehre, die sie erteilt, und das Geschenk, das diese Lage Ihnen bereitet?

Hilft eine schnelle Lösung wirklich?

Bei uns fließt, verglichen mit allen anderen Ländern, das meiste Geld in das Gesundheitssystem, und doch sind unsere Statistiken die schlechtesten der Gesundheitssysteme in allen Ländern. Das Problem ist folgendes: Unsere Pharmaindustrie besteht aus Konzernen. Was sind diese Konzerne? Das sind Systeme, in denen Menschen Geld investieren, um Gewinn zu machen.

BRUCE LIPTON, PHD

Die westliche Medizin ist ein Riesengeschäft. Ich verurteile nicht gern, aber für mich ist es von Bedeutung, dass die Leute begreifen, was sie ist: ein Geschäft. Würde sich das System der westlichen Medizin wirklich um die Gesundheit der Patienten kümmern, würden bei den Pharmakonzernen die Sektkorken knallen, wenn es den Menschen besser geht. Ich bin zwar nie dort, aber ich kann mir kaum vorstellen, dass es oft geschieht. Beim System der westlichen Medizin wird viel Geld verdient, denn es hält die Menschen am Leben, indem es an Symptomen herumdoktert und weniger nach den Ursachen sucht, warum es bei jemandem überhaupt zu solch einem Ungleichgewicht gekommen ist.

PETER CRONE

Als ich pharmazeutische Produkte untersuchte, fiel mir ein bestimmtes Muster auf. Man sagt uns, es gebe ein Problem, das vielleicht in dieser Form nicht einmal existiert. Dann bietet man uns ein Produkt an, das die Angst beseitigen soll, die die Bewusstmachung dieses Problems in uns auslöst. Man bietet uns ein Produkt, das das Problem beseitigt. Wenn man aber nachhakt und sich die Literatur betrachtet, stellt sich schnell heraus, dass genau dieses Produkt, das das Problem lösen soll,

das Problem, das es eigentlich beseitigen sollte, im Grunde erst erzeugt und vertieft..
Das trifft zum Beispiel auf Antidepressiva und andere Psychopharmaka zu, von denen wir heute wissen, dass sie in Wirklichkeit zu langfristigen Depressionen führen. Es gibt sogar einen Fachausdruck dafür: tardive Dysphorie. Es stimmt sogar bei säurehemmender Medikation, die in Wirklichkeit in dem Augenblick die Säureproduktion gefährlich anregt, in dem man sie absetzt. Das Muster entspricht der natürlichen Neigung des Körpers, sich anzupassen. Gibt man ihm eine chronische Chemikalie in Form eines pharmazeutischen Produkts, dann schafft es der Körper ganz gut, sich dem anzupassen und sich einen neuen Normalzustand zu erzeugen.
Das gibt es, und dazu kommt noch, dass wir uns die Wirksamkeit genau anschauen müssen. Helfen die Medikamente wirklich? Sind sie die Risiken wert? Das sollte uns Sorgen bereiten, denn es gibt ausreichend Belege dafür, dass diese Medikamente nicht besser sind als ein Placebo, aber ein Placebo hat natürlich nicht dieselben Risiken.

KELLY BROGAN, MD

Ich habe gar nichts gegen Pharmakonzerne, denn es ist ganz großartig, was sie tun, damit Menschen wieder gesund werden, indem sie sie wieder ins chemische Gleichgewicht bringen. Ich habe allerdings das Problem, dass ich glaube, man erzählt uns nicht die Wahrheit darüber, wie mächtig wir selbst sind, denn der Medikamentenumsatz nimmt ab, sobald erst die Katze aus dem Sack ist. Ich zweifle deshalb die Wirksamkeit von Medikamenten und der publizierten Forschungsergebnisse an. Ergibt eine Studie nicht eindeutig, dass ein bestimmter Wirkstoff unwirksam ist, dann wird sie oft gar nicht publiziert. Sagen wir mal, es werden 38 Aufsätze über einen bestimmten Wirkstoff geschrieben, dann werden davon nur 18 oder 19 tatsächlich veröffentlicht. Was dem Umsatz nicht nutzt, kommt erst gar nicht zur Veröffentlichung. Heute wird das transparenter, weil die Leute sich mehr informieren und vieles für sich selbst herausfinden.

DR. JOE DISPENZA

»Ich denke, es ist das Recht eines jeden Patienten, umfassend über die Risiken, Nutzen und Alternativen zu einem Medikament informiert zu werden. Leider sind die heutigen Ärzte dazu nicht mehr in der Lage, weil ihnen nur eine vorselektierte Literatur zur Verfügung steht, die den Vorgaben der Industrie gehorcht.«

KELLY BROGAN, MD

Der organische Chemiker David Hamilton erzählte mir, wie Medikamente hergestellt werden. Wissenschaftler eines Pharmaunternehmens entnehmen der Natur eine Pflanze und extrahieren dann aus dieser Pflanze bis zu 100 unterschiedliche Bestandteile. Es zeigt sich, dass zwei oder drei dieser Bestandteile oder Substanzen sich zum Beispiel gut als Entzündungshemmer eignen. Der organische Chemiker betrachtet diesen Bestandteil und testet einige Variationen davon, bis er auf eine Variante stößt, die hundertmal potenter wirkt als der ursprüngliche Bestandteil. Diese wird dann patentiert und kommt als Medikament auf den Markt.

David erklärte mir, dass in der Natur jeder der hundert Bestandteile der Pflanze einer bestimmten Aufgabe dient. Ein oder zwei liefern den Nutzen, die übrigen mildern die Kollateralschäden. Das entspricht den perfekten mathematischen Verhältnissen, auf die wir in der Natur immer stoßen. Die Natur hat alles ideal entworfen, um Nebenwirkungen auszuschließen. Aber bei einem Medikament, also der chemischen oder synthetischen Version, ist das nicht unbedingt so. Es hat gewöhnlich gefährliche Nebenwirkungen, insbesondere in Kombinationen mit anderen Arzneimitteln. Dann fügt es dem Körper mehr Schaden zu als das Problem, das es eigentlich beheben sollte.

Davids Desillusionierung bezüglich seiner Rolle bei der Entwicklung neuer Medikamente führte dazu, dass er schließlich der Industrie den Rücken kehrte. »Ich begann als junger Wissenschaftler, weil ich den Krebs heilen wollte. Und es stellte sich heraus, dass die meisten meiner Freunde und Kollegen in der Pharmaindustrie, all diese Wissenschaftler, ebenfalls Leben retten wollten«, berichtete er mir. »Erst weiter oben in der Hierarchie hat man dann andere Ziele.«

Dieses Buch soll aufmerksam machen, nicht verurteilen. Es ist allerdings, so denke ich, von größter Bedeutung, immer zu bedenken, dass die pharmazeutische Industrie Gewinn machen will. Je mehr Menschen es gut geht, je mehr gesund sind, desto weniger verdient sie. Man muss auch wissen, dass es dort, wo es um Riesensummen geht, auch zu Verschleierungen kommt, um die Gewinne zu schützen. Ein Beleg dafür ist die Tatsache, dass negative Studien kaum je veröffentlicht werden.

Trotz alledem haben wir das Glück, Zugang zu wirksamen Medikamenten und der besten Diagnosetechnik zu haben. In Akutsituationen, etwa bei Infektionen, fortgeschrittener Erkrankung oder lebensbedrohlichen Verletzungen, können Schmerzmedikation und bestimmte Medikamente das Verbluten verhindern und somit Leben retten. In einem Notfall ermöglichen uns Medikamente oder ein chirurgischer Eingriff den Transport an einen sicheren Ort, an dem wir den Körper bei seiner natürlichen Selbstheilung unterstützen können.

Beim Großteil aller chronischen Erkrankungen bringen uns pharmazeutische Produkte wegen ihrer zahlreichen Nebenwirkungen noch stärker aus dem Gleichgewicht. Wir brauchen dann weitere Medikamente, um die Nebenwirkungen zu bekämpfen. (Meiner Meinung nach ist das ein geniales Geschäftsmodell.) Bedenken Sie schließlich noch dies: Iatrogen verursachte Krankheitsbilder – so nennt man Erkrankungen, die auf das Wirken eines Arztes oder auf eine ärztliche Behandlung zurückgeführt werden können – sind nach einer Johns-Hopkins-Studie in den Vereinigten Staaten nach Krebs und Herzerkrankungen die dritthäufigste Todesursache.[10]

Um selbst wieder aktiv zu werden und uns unsere Heilkraft zurückzuerobern, sollten wir das Gesamtbild kennen, um die beste und am besten durchdachte Entscheidung zu treffen.

> *»Nur dann, wenn wir unsere körperlichen Schwierigkeiten und unsere Welt als ein Geschenk betrachten, das in seltsames Papier verpackt ist, können wir die evolutionäre Reise antreten, unseren Geist zu erwecken.«*
>
> DR. DARREN WEISSMAN

Krankheit ist ein Bote, und wir müssen zuhören

Es gibt eine noch größere Frage, nämlich, auf was Sie verzichten, wenn Sie Ihre Symptome mit pharmazeutischen Produkten managen. Mir gefällt die Geschichte von der Raupe, die fest in der Puppe steckt und hart daran arbeitet, sich aus ihr zu befreien. In der Puppe ist bereits ein winziges Loch, ein Mann steht daneben, und ihm tut die Raupe leid, weil sie sich so abmüht. Er holt sich eine Schere und schneidet ein Ende der Puppe auf. Die Raupe verwandelt sich in einen Schmetterling, der stirbt und niemals fliegt. Sie braucht nämlich diesen

Prozess der Mühe und der Befreiung und des Herauskommens, um die Kraft zu erlangen, später zu fliegen. Die Raupe muss all das physisch durchmachen, damit sie sich als Schmetterling manifestieren kann.

KELLY BROGAN, MD

Menschen erfahren essenzielle Krisen. In ihnen ist etwas, das erwachen will. Sie durchleben Ängste, dann gibt ihnen jemand eine Pille, die die Angst unterdrückt. Das heißt ja nicht, dass wir die Angst manchmal nicht dämpfen müssen, damit jemand sein Gleichgewicht wiedererlangen kann. Häufiger aber muss jemand genau in diese Ängste gehen, in diese Unruhe hinein, diesen Schmerz, um herauszufinden, was dahinterliegt.
Oft ist es ein veralteter Teil unserer Persönlichkeit, der auseinanderbricht. Etwas Neues will hervorkommen. Wir haben Angst davor, also wehren wir es mit einer Pille ab, mit einem Pharmaprodukt, das uns betäubt, uns von uns selbst abschneidet, unsere Kreativität blockiert. Diese Krise, diese Diagnose, ist das Universum, das zu uns spricht: »Pst – aufwachen!« Wir wollen uns nicht mit einer Droge unserer Wahl narkotisieren. Manchmal ist diese Droge Fast Food, Geschäft und Geschäftigkeit, Zigaretten, Alkohol und manchmal Pharmazeutika. Wir wollen aufhören, in uns horchen, wir wollen die richtigen Fragen stellen, damit wir uns wirklich ändern, uns transformieren und eine größere Version von uns selbst werden können.

DR. MICHAEL B. BECKWITH

Manchmal ist die westliche Medizin ein wahrer Segen, aber allzu oft nehmen wir einfach eine Pille um der Pille willen, weil wir es nicht besser wissen. Der Westen betrachtet Schmerzen, Symptome und Krankheiten als Probleme; Schmerzen, Symptome und körperliche Krankheiten sind jedoch Portale in unser

Unterbewusstsein. Seien Sie offen dafür, das, was Sie durchleiden als Feedback und nicht als Kampf zu verstehen, nicht als Scheitern, nicht als etwas, was repariert werden muss, sondern tatsächlich als Gespräch. Was dieses Gespräch von Schmerz und Krankheit so schwierig macht, ist die Tatsache, dass die meisten Menschen die Sprache nicht beherrschen.
Ein Schmerz in der Schulter bedeutet vielleicht, dass Sie im Alter von acht Jahren gemobbt wurden. Ihre Verdauungsprobleme stammen vielleicht aus der Zeit, als Sie drei waren und ein Brüderchen oder Schwesterchen bekamen, Ihre Mutter überfordert war und Sie sich vernachlässigt fühlten. Und die Rückenschmerzen können daher kommen, dass Ihre Mutter, als Sie noch in ihrem Bauch waren, etwas Bestimmtes empfand.
Unsere Zellen haben ein Gedächtnis, und dieses Gedächtnis lässt uns, wenn es abgerufen wird, aufgrund der unterschiedlichen Aspekte der Akupunktur-Meridiane reagieren. Statt also ein Symptom nur auszumerzen, es zu unterdrücken oder zu bekämpfen, sollten wir es als Boten betrachten. Das Symptom, der Schmerz oder die Krankheit überbringt Ihnen eine mächtige und tiefsinnige Botschaft. Richten Sie den Boten nicht hin. Erweisen Sie dem Boten, der Ihnen die Botschaft mittels Symptomen und Stress überreicht, Akte der Selbstliebe. Geben Sie dem Boten die fünf grundlegenden Taten: ausreichend Wasser, gute Nahrungsmittel, genug Ruhezeit, Sport und Eigenermächtigung. Das ist der Schlüssel zu Ihrem höchsten Heilungspotenzial.

DR. DARREN WEISSMAN

Als ich die Patienten befragte, die Radikalremission überlebt hatten, interviewte ich auch ihre alternativen Heiler: einen Kahuna-Schamanen aus Hawaii, die Heiler der TCM sowie vedische und ayurvedische Heilpraktiker in Indien. Sie alle erklärten, der Körper diene zu mehr als der bloßen Verarbeitung von Nahrungsmitteln. Unser physischer Körper dient dazu, unsere Emotionen zu verarbeiten. Bei der Traditionellen Chinesischen Medizin verarbeiten zum Beispiel die Lungen Trauer, die Leber Wut, unterschiedliche Organsystem haben die Aufgabe, verschiedene Emotionen zu verarbeiten. Das bedeutet, dass Sie bei überwältigender Trauer Probleme mit den Lungen bekommen. Die Stelle, an der Krebs wuchert, ist nach der TCM oft ein Hinweis darauf, wo die emotionale Arbeit ansetzen muss. Schilddrüsenkrebs könnte mit dem fünften Chakra zusammenhängen, der Notwendigkeit, eine eigene Stimme zu finden und für sich zu sprechen.

KELLY TURNER, PHD

Jetzt, nachdem ich alle Experten für dieses Buch befragt habe, bin ich mir sicherer denn je, dass der Körper des Menschen ein intelligentes System darstellt, in dem unsere Biologie zutiefst vernetzt ist mit unserem Geist, unseren Emotionen und unserem Bewusstsein. Unser Körper ist unser größter Verbündeter, er spricht ununterbrochen mit uns und hilft uns bei der Evolution unserer Seele. In alten Traditionen werden unterschiedliche Emotionen mit verschiedenen Organen in Verbindung gebracht, unterschiedliche Teile des Körpers stehen über die Akupunktur-Meridiane energetisch in Verbindung mit verschiedenen Organen. Diesen Code brechen gerade viele integrative Ärzte, Schamanen, ayurvedische und chinesische Mediziner und Heilpraktiker. Es ist ohne jeden Zweifel belegt, dass alles mit allem verknüpft ist und eine Bedeutung hat. Wir müssen nur lernen, die Sprache unseres Körpers so gut zu sprechen wie unser unbewusster Geist. Welch ein faszinierendes und intelligentes Netzwerk das ist!

Lernen Sie die Sprache Ihres Körpers

Es gibt viele Methoden, mit denen wir die Sprache des Körpers und des Unterbewusstseins übersetzen können. Angewandte Kinesiologie oder Muskeltests sind eine Art, wie man die Ursache eines Symptoms oder einer Krankheit herausfinden kann. Informieren Sie sich auf der Homepage der Deutschen Gesellschaft für Angewandte Kinesiologie e.V. (https://www.dgak.de/eip/pages/kinesiologie.php). Der Muskeltest wurde 1964 von dem Chiropraktiker Dr. George Goodheart entwickelt. Er fand heraus, dass jeder einzelne Muskel im Körper mit einem anderen Akupunkturmeridian verbunden ist. Diese Energiebahnen, so die Traditionelle Chinesische Medizin, sind auch mit den Organen und Drüsen vernetzt. Wir sind ein riesiges, in sich verwobenes Netzwerk.

Darren Weissman hat ein System entwickelt, das er *The Lifeline Technique* (die Rettungsleinen-Technik) nennt. Es setzt Muskeltests ein, um Zugang zu unverarbeiteten Emotionen und Traumata zu erlangen, die noch im Unbewussten stecken. »Nach meinen bisherigen Erkenntnissen sind Muskeltests die effektivste Weise, festzustellen, ob die Angst das Rad des Lebens bremst, mithilfe von ihnen können wir herausfinden, wo die Ursache eines sogenannten Problems, einer Krankheit oder eines negativen Musters liegt«, meint Darren.

Darren erklärte mir, dass ein Muskeltest bloß ein Reflex ist, so, als leuchte man mit einer Taschenlampe in die Augen, und die Pupillen verschmälern sich, oder so, wie wenn man gegen die Kniescheibe klopft und der Fuß sich hebt. Muskeltests greifen auf dasselbe System zu. Man befindet sich entweder im aktiven Zustand, bewegt sich also auf etwas zu, oder in einem re-aktiven Zustand, in einem von Angst geschützten Zustand, der sich wegbewegt oder ausweichen will. So funktioniert das

Nervensystem: Das sympathische Nervensystem flieht oder kämpft, das parasympathische Nervensystem hingegen heilt, regeneriert, entspannt. Ein Muskeltest ist ein einfaches Verfahren, mit dem man feststellen kann, ob bei jemandem ein vergangenes, unverarbeitetes Trauma ausgelöst wurde oder ob ein Wirkstoff den Körper schwächt oder ob eine Energiebahn oder ein Organ geschwächt oder blockiert ist. Hat er festgestellt, worin die Ursache des Un-Wohlseins liegt, wendet Darren eine einzigartige Technik an, um die blockierte Bewegung zu verarbeiten und die stecken gebliebene Energie in Bewegung zu bringen. Er hat mit ansehen dürfen, wie Menschen von vielen Krankheiten geheilt wurden, auch von Krebs, Parkinson, bipolarer Störung, Depression, schweren Allergien, Autoimmunerkrankungen und mehr.

Die Quantum Reflex Analysis nutzt ebenfalls die angewandte Kinesiologie und das bioenergetische Feld des Körpers, um Fehlernährung, Schwächen und Ungleichgewichte im Körper zu diagnostizieren. Theta-Heilung und Psych-K sind zwei weitere Heilmethoden, die mit Muskeltests arbeiten.

Hypnotherapie ist eine Heilmethode, die zur Übersetzung und Dekodierung der Körperbotschaften verwendet werden kann. Nach der Klinik für integrative Medizin an der Stanford University ist »Hypnose ein gewöhnlicher Zustand wacher und ganz fokussierter Konzentration – vergleichbar mit dem Zustand, wenn man so in einen Film oder Roman versunken ist, dass man alles andere nicht mehr wahrnimmt«.[11] Hypnotherapie setzt Hypnose ein, um den Patienten jenseits seiner Verstandeskontrolle zu bringen und das emotionale Trauma aufzudecken, das die Ursache seines Suchtverhaltens ist, einer körperlichen Krankheit wie chronischer Schmerz oder Krebs sowie von mentalen Gesundheitsproblemen wie posttraumatischer Belastungsstörung und Depressionen. Hat der Therapeut diese Ursache erst einmal aufgedeckt, kann er mit dem Patienten einen neuen Rahmen für den Zwischenfall erstellen und das Unbewusste effektiver in einen gesünderen Zustand umprogrammieren.

Die Hypnotherapie ist so wirksam, dass Frauen sie während der Geburt anwenden, um die Schmerzen zu lindern. Das MD Anderson Cancer Center in Houston setzt Hypnose auch sehr erfolgreich bei Operationen ein, um bei der Anästhesie Mittel zu reduzieren. Zahlreiche Studien belegen die Kraft der Hypnose gegen den Schmerz, gegen Ängste und gegen Suchtverhalten. Die Ergebnisse sind nicht nur vielversprechend, sie bezeugen zudem die innige Vernetzung von unbewusstem Denken und physischer Gesundheit.

»Das Leben schenkt Ihnen die Erfahrungen,
die bei der Evolution Ihres Bewusstseins am hilfreichsten sind.«
ECKHART TOLLE

Eine Erkrankung kann unser bestes Geschenk sein

Durch meine Gespräche mit Menschen mit Krebs habe ich erfahren, dass sie die Diagnose Krebs als das beste Geschenk betrachteten, das sie jemals erhielten, denn sie hat sie von Grund auf verändert und ihnen die Chance eröffnet, endlich loszulassen, zu vertrauen und zu glauben. Sie lehrt uns so viel.

ROB WERGIN

Ich erinnere mich noch, wie ich zurückkam und selbst für diese negative Erfahrung meines Lebens dankbar war, dass ich die Chance erhielt, all das zu durchleben. Alle unsere Erfahrungen sind ja Geschenke, weil wir doch hierherkommen und etwas erfahren wollten. Heute blicke ich zurück und begreife, dass sogar mein Krebs ein Geschenk war, weil die Erkrankung mich dorthin brachte, wo ich heute bin.

ANITA MOORJANI

Im Nachhinein sehe ich, dass selbst die finstersten Augenblicke meines Lebens alle zu dem beigetragen haben, was ich heute bin. Und dafür bin ich dankbar.

PETER CRONE

Die Menschen durchleben ihre Krise. Fragt man weise Menschen, woran sie gewachsen sind, dann reden die meisten über eine schreckliche Krankheit oder dass sie – was Gott verhüte! – ein Kind verloren haben oder sich scheiden ließen. Was immer es auch war, es durchbrach ein Muster, es zerbricht die Matrix. Wie schwer etwas auch ist, das Schöne an Gefahr und den innewohnenden Chancen ist, dass sie Ihr Leben zersprengen, all Ihre Geschichten über sich selbst und die Art und Weise, wie Sie sich an ihre Realität klammern. Das ähnelt der Reise des Helden bei Joseph Campbell, der Übergangsritus, auf dem jeder Hollywoodfilm basiert. Sie sterben als das, was Sie waren, damit Sie sich auf einer ganz neuen Ebene frisch erschaffen können. Der Physiker Ilya Prigogine gewann den Nobelpreis für das von ihm entdeckte Gesetz der dissipativen Struktur. Er sagte: »Es stimmt auf jeder Ebene: wie oben, so unten. Von den Molekülen bis zum weitest entfernten Teil des Universums gehen Dinge zu Ende, damit sie sich auf einer höheren Ebene neu konfigurieren können.«

JOAN BORYSENKO, PHD

Das chinesische Wort »Krise« besteht aus zwei Schriftzeichen: Eines lässt sich als »Gefahr« übersetzen, das andere als »Chance, Gelegenheit«. Das ist, so sehe ich es, eine sehr hübsche Darstellung dessen, was wir meinen, wenn wir Krankheit und Krise als unsere besten Geschenke bezeichnen. Manchmal erwachen wir erst nach einem sanften Knuff des Universums. Manchmal muss es uns ein Kantholz über den Schädel ziehen, damit wir ihm Aufmerksamkeit schenken. Ganz gleich wie: Damit wir in den besten Ausdruck unseres Selbst wachsen, müssen wir die Flammen der spirituellen, manchmal auch physischen Alchemie durchschreiten.

ZWISCHENSPIEL:

Elizabeth Craigs Geschichte

Elizabeth Craig achtete immer sehr auf ihre Gesundheit. Sie ernährte sich nicht nur fast ausschließlich vegetarisch mit Bioprodukten und rohköstlich, sie lernte und übte auch Akupunktur und Yoga. Aber natürlich gab es Stress im Leben. Sie heiratete 2010, gab ihr Unternehmen und ihre Freunde auf und zog von ihrer Heimat Florida in ein Apartment in Kalifornien. 2011 starb ihre Mutter plötzlich und unerwartet an Krebs. Die Trauer war zu viel für Elizabeth. Mit ihrer Ehe und ihrem Zuhause ging es gleichzeitig bergab, sie war traurig, fühlte sich einsam, wütend, hatte Angst. Elizabeth machte weiterhin Yoga und versuchte, positiv zu bleiben, war aber in ihren Grundfesten erschüttert. Sie litt häufig an Kopfschmerzen und Übelkeit. Schließlich merkte sie, dass etwas nicht stimmen konnte.

Ich ging innerhalb eines Jahres dreimal zum Arzt, und jedes Mal machte er eine andere Untersuchung, erzählte sie. Aber das Ergebnis lautete immer: ›Ihnen geht es gut.‹ Also sagte ich beim dritten Mal zu ihm, ich hätte so starke Schmerzen unten an der Wirbelsäule, wo das Gesäß ansetzt. Er machte eine Sigmoidoskopie und fand es.«

Zuerst vermutete ihr Arzt, Elizabeth hätte Krebs im Stadium II oder III, aber eine Positronen-Emissions-Tomografie (PET) zeigte, dass er bereits gestreut hatte, unter anderem in die Leber. Zu ihrem Schrecken hatte sie Krebs im Stadium IV. Elizabeth hatte noch nie gehört, dass jemand mit Stadium IV überlebt hatte, deshalb flog sie zum Memorial Sloan Kettering Cancer Center in New York, um eine zweite Meinung einzuholen. »Obwohl meine Mutter daran gestorben war, konnte ich mir einfach nicht vorstellen, dass ich Krebs hatte«, erzählte sie mir. »Ich dachte, ich hätte alles richtig gemacht.«

Nachdem die zweite Meinung die Erstdiagnose und ihre Prognose bestätigte, fühlte sich Elizabeth zu Chemo und Bestrahlung gedrängt. Man sagt ihr, das übliche Verfahren sei mindestens zwei Jahre Chemo und Bestrahlung, dann ein chirurgischer Eingriff und noch einmal Chemo. Die statistischen Werte bei dieser Krebsform in diesem Stadium betrugen eine 3- bis 10-prozentige Überlebenschance. Wegen ihrer Erfahrung mit Akupunktur und ihrer lebenslangen Beschäftigung mit Naturheilkunde wollte sie es mit Juicing und einer holistischen Behandlung versuchen. »Mein Bruder, ein Raketenwissenschaftler, sagte mir: ›Lizzie, du trinkst schon dein ganzes Leben lang Säfte, noch mehr Saft wird dein Leben auch nicht retten. Du bist im Stadium IV. Wenn du keine Chemo machst, wirst du das nicht überleben.‹« Elizabeth brauchte aber noch anderthalb Monate, bevor sie bereit war, eine Chemo zu beginnen.

In dieser Zeit entschloss Elizabeth sich, alle alternativen Therapien durchzuführen, die den Heilungsprozess unterstützen konnten, und ihre Reise in einem Tagebuch festzuhalten, damit vielleicht andere Menschen Nutzen aus ihren Erfahrungen ziehen könnten. Sie suchte zuerst einen Arzt für Quantenreflexanalyse auf. Nach einigen Tests fanden sie heraus, dass ein früherer Wurzelkanal zu einer andauernden Infektion geführt hatte. (Es stellte sich heraus, dass ein nicht unbeträchtlicher Prozentsatz aller Menschen, die an Krebs erkranken, einen Wurzelkanal hatten, der nicht ausreichend gereinigt wurde, bevor er sich schloss. Der chronische, leichtgradige Infekt in der

Zahnhöhle, der kein Blut mehr erhält, kann das Immunsystem ausreichend belasten, um Krebszellen wachsen und streuen zu lassen.) Elizabeth ließ den Zahn ziehen und begann, Leber, Gallenblase und Nieren komplett zu entgiften, um die Toxine aus dem Körper zu leiten. Sie besuchte das Agape International Spiritual Center, um sich von Reverend Michael Bernard Beckwiths Predigten Inspiration und Kraft zu holen. »Es schien mir so, als hätte Dr. Beckwith jedes Mal, wenn ich das Agape aufsuchte, genau die richtige Botschaft für mich«, erinnerte sich Elizabeth.

Mit Unterstützung ihrer Freunde und Familie, die ein GoFundMe-Konto eingerichtet hatten, damit sie die Rechnungen der Behandlung zahlen konnte, und im Glauben durch Agape gestärkt, war Elizabeth endlich bereit, die Chemotherapie in Angriff zu nehmen. Einer der führenden Onkologen, der sie untersuchte, sagte ihr, es gäbe für ihren Krebs in diesem Stadium fünf Varianten Chemo, er wolle sie eine nach der anderen testen. Er meinte: »Wenn die erste nicht anschlägt, versuchen wir die zweite und so weiter. Aber … zerbrechen Sie sich nicht den Kopf über die letzte, dann leben Sie längst nicht mehr.« (Hm, beängstigend, oder?) Er schob ihr dann eine Tüte M&M hin und erklärte: »Sie müssen bloß Ihr Gewicht behalten. Im Bistro gibt es auch einen tollen Cheeseburger.« Völlig fassungslos drehte sich Elizabeth zu der Freundin um, die sie begleitet hatte, und zuckte mit den Schultern. Sie suchte sich einen anderen Onkologen. Nachdem sie bei drei weiteren Fachärzten in drei unterschiedlichen Krankenhäusern gewesen war, fand sie einen, der eine eher holistische Herangehensweise befürwortete.

Glücklicherweise traf sie vor dem Behandlungszimmer ihres neuen Onkologen zufällig die spirituelle Psychologin Dianne Porchia, die Elizabeth ihre Visitenkarte überreichte. »Eigentlich rief ich Dianne nur an, um nicht voller Angst zu sterben, weil ich so große Angst vor dem Sterben hatte und mir alle sagten, dass meine Chancen schlecht stünden«, erzählte sie mir. »Aber stattdessen erlebte ich nach einigen Sitzungen Wunder.« Sie hatte ihre erste Sitzung an dem Tag, als sie auch ihre erste Chemo bekam, durch einen Beutel, den sie vier Tage lang tragen sollte – ein ziemlich beängstigender erster Schritt bei der Behandlung des Krebses. Dianne half Elizabeth durch ihre Angst vor der in ihren Körper eindringenden Chemo, vor ihrer Überzeugung, das sei Gift. Sie sagte ihr: »Es ist Medizin, sie wird Sie heilen, sie ist gut für Sie.« Sie half Elizabeth, sich die Chemo als Weg zum Ziel vorzustellen, als einen kleinen Pacman, der die Krebszellen auffrisst und dabei die gesunden Zellen und das heile Gewebe in Ruhe lässt. Dianne half Elizabeth dabei, die Chemo neu zu definieren, indem sie ihr einen neuen Sinn gab, ein visuelles Bild.

»Weil er mein kleines Chemo-Pack war, nannte ich ihn meinen kleinen Chemy«, erinnerte sich Elizabeth mit einem Grinsen. »Dianne hat meine Einstellung verändert. Ich betrachtete ihn nun als Medizin und nicht mehr als Gift.«

Elizabeth und Dianne arbeiteten zwei Mal pro Woche, um alte Verhaltens- und Gedankenmuster abzuschütteln und Elizabeth aus dem Zustand von verinnerlichtem Stress zu einem inneren Zustand des Gleichgewichts und Wohlbefindens zu bringen. Verblüfft merkte Elizabeth, dass sie trotz ihrer positiven Lebenseinstellung und ihres mehr als großzügigen Charakters seit ihrer Kindheit aufgestaute Energie und ein unverarbeitetes Trauma in sich trug. Mittels eines Erlebnisses in der Grundschule half Dianne Elizabeth zu erkennen, wie sie sich selbst immer als mitleiderregend empfand. Und diese Überzeugung trug dazu bei, in ihrem Leben Erfahrungen und Beziehungen zu erzeugen und anzuziehen, die diesen unbewussten Glauben an ihre Armseligkeit bestätigten. Weil das unbewusst ablief, wusste sie nicht einmal, dass sie so empfand oder dass dieses sie schwächende Überzeugungssystem alle ihre Entscheidungen im Leben bestimmte.

»Ich hatte ja keine Ahnung, dass ich so negativ drauf war. Ich wollte niemandem zur Last fallen, deshalb fiel es mir viel leichter, Liebe zu geben, als um Liebe zu bitten. Ich musste erst lernen, wie man um Hilfe nachfragt, wie man sich verbindet. Wie man liebt und geliebt wird. Hat man die Diagnose Krebs, dann tauchen alle wie aus dem Nichts auf und erklären, wie gern sie dich haben. Das ist sehr schön. Das heilt mehr als alles andere.«

Im Laufe der nächsten sechs Wochen besuchte Elizabeth einen Vortrag von Anita Moorjani und wurde von Hoffnung und Inspiration überwältigt. Das war der Wendepunkt. Sie begann zu glauben, dass sie den Krebs besiegen könnte. Sie las inspirierende Bücher wie *Crazy Sexy Cancer (Wilde, schöne Krebskriegerin)*, *Peace, Love and Healing* und *Radical Remission (9 Wege in ein krebsfreies Leben)*, die sie alle in ihrem Glauben an eine Heilungsmöglichkeit bestärkten. Sie besuchte einen Heilkreis, der sich Dare' nannte, und eine indianische Schwitzhütte. Der Schamane überreichte ihr eine Schüssel Tabak, die sie mit nach Hause nehmen und in die sie alle ihre Ängste und negative Gedanken werfen sollte. All diese Erfahrungen besagten stets ein und dasselbe: Die Heilung war möglich, wenn sie nur Angst und negative Gedanken und Emotionen losließ.

Als die erste Runde Chemo fast zu Ende war, fühlte sich Elizabeth besonders schwach. Sie rief Dianne an, um einen Sitzungstermin abzusagen. Dianne fuhr zu Elizabeth, und als sie dort eintraf, lag Elizabeth zusammengerollt auf dem Boden und zitterte am ganzen Leib. Ihre Temperatur lag bei fast vierzig Grad, sie wurde sofort ins Krankenhaus gebracht. Die Schwestern und Ärzte gaben ihr immer wieder starke Antibiotika und deckten sie mit Kältekissen zu, aber alles nutzte nichts. »Ich konnte meinen Herzschlag nicht mehr hören«, erinnerte sich Elizabeth, »und es war so, als pochten Wasser und Luft in meinen Ohren, und zwar wirklich laut. Das Fieber stieg, die Schwestern wieselten herum, und ich dachte: Das war es jetzt. Vierundzwanzig Stunden später wachte ich auf. Mein Bruder stand mit einem Laptop hinter der Scheibe. Er zeigte mir ein Gruppengebet, das mehr als einhundert Leute für mich auf Facebook sprachen – und ich dachte: Wow! Das ist toll! Ich konnte es fast spüren.«

Elizabeth verließ das Krankenhaus und beendete kurz darauf ihre erste Runde Chemo. Einen Monat danach war sie wieder bei ihrem Arzt, der eine neue PET-Untersuchung durchführte, um den Fortgang der Behandlung zu beurteilen. Sie hatte Angst. Der Onkologe setzte sich und sagte: »Nun, Ihre Scans sind alle negativ.« *KEIN KREBS!* Eine Krebsdiagnose, die eigentlich mindestens zwei Jahre lang mit einem aggressiven Verfahren behandelt werden sollte, hatte sich trotz einer Überlebenswahrscheinlichkeit von 3 bis 10 Prozent in wenigen Monaten erübrigt.

»Ich weinte und lachte zur selben Zeit«, erzählte mir Elizabeth. »Dann meinte der Arzt, es sei wohl eine Fehldiagnose gewesen.«

Ich halte die Möglichkeit, dass jemand mit Krebs des Stadiums IV falsch diagnostiziert und dann den aggressiven Behandlungen unterzogen wurde, für absolut lächerlich. In Wirklichkeit konnte der Arzt einfach nicht akzeptieren, dass Krebs in diesem Stadium so schnell heilte. Während der Behandlung hätte Elizabeth durch den Chemo-Cocktail ihr gesamtes Körperhaar verlieren müssen. Bei einer Chemikalie wäre das vielleicht noch anders gewesen, bei zwei in Kombination musste sie aber ihr Haar verlieren. Und doch besaß Elizabeth noch fast zwei Drittel ihrer Haare. Das ist ein zusätzlicher Beleg dafür, dass die komplementären Behandlungen, denen sie sich gleichzeitig mit der konventionellen Behandlung unterzog, ihr gesamtes Immunsystem stärkten. Als ihr Arzt merkte, wie gesund ihr Haar war, prüfte er ihren Spiegel und fragte sie: »Die Daten sind gut, was machen Sie denn?« Elizabeth meinte, sie esse viel Weizengras. Als sie den Arzt fragte, ob das eine Wirkung hätte, meinte er: »Nein, aber was immer Ihnen guttut, das sollten Sie machen.»

Als sie drei Jahre krebsfrei war, dachte Elizabeth an die Angst, die noch immer in ihr steckte. »Mein Körper wäre gern gesund, und doch kehrt mein Kopf immer wieder zurück zur Angst. Ich habe so viele Geschichten gehört von Leuten, die an Krebs erkrankt waren, eine Remission erlebten, und zwei Jahre später kam der Krebs zurück, und sie starben innerhalb weniger Monate. Dazu kommt die Neigung aller Krebspatienten, jedes Mal, wenn etwas mit ihnen nicht stimmt, gleich an eine Rückkehr des Krebses zu denken. Deshalb glaubte ich oft, dass der Krebs wiederkommen musste. Es ist nicht leicht, diese Angst loszulassen.«

Ich fragte Elizabeth, welches die bedeutendste Lehre war, die ihr ihre Heilungsreise erteilt hatte. Sie meinte, die stärkste Erkenntnis hätte sie gegen Ende der Chemo und der Bestrahlung erhalten. Sie fühlte sich nicht gut und bat ihren Bruder, sie ans Meer zu fahren, damit sie sich am Strand sonnen und die Leute sich vergnügen sehen konnte. »Als ich sah, wie sie Volleyball spielten, herumrannten, Fahrrad fuhren und mit ihren Freunden lachten, hätte ich am liebsten jedem Einzelnen gesagt: ›Mann, habt ihr ein Glück!‹ Mir ging auf, dass das Leben so schrecklich oder so schön ist, wie man es macht, und dass wir von Schönheit und Chancen umgeben sind. Ich hätte allen so gern gesagt, welch ein außergewöhnliches Geschenk es schon ist, nur am Leben zu sein.«

Für Elizabeth stellte sich der Krebs als Segen heraus. Sie sagt selbst, dass es sich seltsam anhört, aber dennoch denkt sie, dass er das Beste war, was ihr je zugestoßen ist. Er schenkte ihr Erkenntnis, Dankbarkeit und einen ganz anderen Blick auf das Leben. »Er hat mich so viel gelehrt«, sagte sie, »er schenkte mir so viel Liebe.« Während ich das schreibe, ist sie seit fünf Jahren ohne Krebs.

Fazit aus Kapitel 5

Wenn Sie akzeptieren, wo Sie sich zum gegenwärtigen Zeitpunkt befinden, beginnt Ihre Freiheit und Ihre Heilung.

Je mehr wir unsere Kraft auf Möglichkeiten und Chancen lenken, desto leichter können wir unsere Überzeugungen von der Angst und vom schlimmstmöglichen Ergebnis überwinden.

Widerstand gegen unsere Wirklichkeit vergeudet wertvolle Kraft, die wir für unsere Heilung brauchen.
Ganz gleich, wie schlimm unsere Diagnose lautet, wir können lernen, sie als unsere derzeitige Wirklichkeit zu akzeptieren. Es ist jedoch nicht nötig, unsere Prognose anzunehmen, also das, was jemand anders über unser künftiges Leben denkt.

Haben wir einmal den Ist-Zustand akzeptiert, können wir den nächsten Schritt gehen und neue, starke Entscheidungen treffen.

Wir haben das Glück, in einer Zeit zu leben, in der uns bei lebensbedrohlichen Notfällen wirksame Medikamente und lebensrettende Technologien zur Verfügung stehen. Bei den meisten chronische Erkrankungen können uns pharmazeutische Produkte mit ihren schädlichen Nebenwirkungen jedoch weiter aus dem Gleichgewicht bringen. Wir brauchen immer mehr Medikamente, um diesen Schäden entgegenzuwirken.

Der menschliche Körper ist ein intelligentes System, und wir müssen seine Sprache erlernen. Unser Körper ist unser größter Verbündeter, er spricht ununterbrochen mit uns und hilft uns bei der Evolution unserer Seele.

Manchmal dient eine gesundheitliche Krise als Weckruf, als eine Art Geschenk, das uns die Chance gibt, zum bestmöglichen Ausdruck unseres Selbst zu wachsen.

6
Nahrung und Natur als Medizin

*»Lass die Nahrung deine Medizin
sein und Medizin deine Nahrung!«*
HIPPOKRATES

Die meisten der alten Weisheitslehren glauben, dass unsere Nahrung uns heilt, dass die Natur den Schlüssel zu Gesundheit und Heilung bereithält. Selbst Hippokrates, der Vater der modernen Medizin, anerkannte in dem oben angeführten, berühmten Ausspruch die Heilkraft unserer Nahrung. Was aber sind die richtigen Lebensmittel? Hier verwirrt uns das Übermaß an sich widersprechenden Informationen. Welche Ernährungsweise ist die beste für optimale Gesundheit? Ist Fleisch gut oder schlecht? Ist Vollkorn gut oder führt es zu Entzündungen? Ist Obst gut oder macht der Fruchtzucker dick und krank?

Als ich den einjährigen Kurs in Holistischer Ernährung am Institute of Integrative Nutrition (IIN) belegte, nahmen wir jede Trenddiät der letzten vier Jahrzehnte unter die Lupe. Zu den wichtigsten Dingen, die ich dabei lernte, war, dass wir alle biologisch betrachtet einzigartig sind, je nach Kultur, Blutgruppe, dem, was wir als Kinder aßen, wo wir gerade wohnen und so weiter. Es gibt keine bestimmte Diät oder Ernährungsweise, die jedem guttut, denn sehr viele Faktoren tragen dazu bei, wie unterschiedliche Nahrungsmittel bei jedem wirken. Am IIN wurde der Begriff Bio-Individualität verwendet. Er gefällt mir, weil wir hochkomplexe Super-Organismen sind und es keine Ernährungsweise gibt, die für jeden das Allheilmittel darstellt. Allerdings hat Vollwertkost im Naturzustand unfassbaren Nährwert und Heilnutzen.

Dr. Mark Emerson, ein Fachmann für Lebensstilmedizin, erklärte mir, dass sich viele Amerikaner durch ihre Ernährungsweise selbst vergiften, bis sie krank sind. »Jeder von uns gehorcht einer Blaupause. Die Blaupause zeigt, wie wir beschaffen sind, wie die Erde funktioniert und so weiter. Jedes Mal, wenn wir uns von dieser natürlichen Blaupause abwenden, hat das unangenehme Folgen«, meinte er.

Er erklärte mir, dass wir Sachen essen, für die wir einfach nicht gemacht sind, genetisch veränderte Nahrungsmittel beispielsweise, aber auch chemische Pestizide, industriell verarbeitete Nahrungsmittel und Konservierungsstoffe, raffinierten Zucker und Produkte aus der Massentierhaltung. Alle diese Sachen töten unser Mikrobiom ab, stören empfindlich unseren Hormonhaushalt und führen zu Darmentzündungen. Unser Körper versucht, diese schlechten Sachen, so gut es geht, loszuwerden, aber irgendwann ist es so weit, dass unsere chronisch wiederholten schlechten Gewohnheiten uns einholen. Das nennt er den Wendepunkt. Krebs kriegt man nicht über Nacht, er wächst allmählich im Laufe von Jahrzehnten. Auch eine Herz-Kreislauf-Erkrankung braucht ihre Zeit. Es braucht Zeit, um an Diabetes Typ 2 zu erkranken. Die Krankheiten sind die Summe all der schädlichen Dinge, denen wir ausgesetzt waren oder die wir uns angetan haben. Wir stopfen die toxische Umwelt in unseren Körper, und sie manifestiert sich in Form der unterschiedlichsten Krankheiten.

Dr. Emerson empfiehlt eine pflanzliche Vollwertkost. »Pflanzliche Vollwertkost bedeutet, wirklich unverarbeitete, hauptsächlich pflanzliche Nahrung zu sich zu nehmen. Also Gemüse und Obst und Vollwertgetreide und Hülsenfrüchte, das sind die Nahrungsmittel, die reich an Nährstoffen sind, voll mit sekundären Pflanzenstoffen und Antioxidanzien. Essen Sie die Dinge so, wie sie wachsen, wie sie geerntet werden, wie die Natur sie schuf. Die Natur weiß, was sie tat, als sie sie entstehen ließ. Unsere Körper sind perfekt dafür geeignet, solche Nahrungsmittel zu verarbeiten.«

»Wenn wir die schlimmen Sachen wie Junkfood und die toxischen Chemikalien meiden«, schloss er, »und unserem Körper die nährstoffreiche, pflanzliche Vollwertkost geben, die unser Mikrobiom nährt und unser Immunsystem anregt, heilt unser Körper schneller, als er krank geworden ist. Das ist das Schöne an der Heilung.«

Heute ist es leichter denn je, gesunde Bionahrungsmittel im örtlichen Handel zu kaufen – selbst Supermärkte führen Bioprodukte, manche haben sogar eigene Abteilungen. Neben Reformhausketten und Biosupermärkten gibt es auch immer wieder Biobauern, die ihre frischen Produkte auf dem Wochenmarkt anbieten. Wenn Sie regionale Biolebensmittel essen, haben Sie die beste Chance, Nahrung so zu sich zu nehmen, wie die Natur sie geschaffen hat.

Ein weiterer Fachmann für Heilung mit Nahrungsmitteln ist Anthony William, bekannt als das Medizinmedium. Anthony hat eine einzigartige Gabe, die er im Alter von vier Jahren entdeckte. Er saß mit seiner Familie am Esstisch und hörte eine Stimme, als spräche jemand neben ihm zu ihm. Die Stimme hieß ihn, zu seiner Großmutter zu gehen, seine Hand auf ihre Brust zu legen und zu sagen: »Oma hat Lungenkrebs.« Natürlich fanden alle das total unheimlich! Etwa eine Woche später war seine Großmutter beim Arzt, weil sie den seltsamen Vorfall einfach nicht vergessen konnte. Und sie hatte tatsächlich Lungenkrebs.

Seit diesem Tag spricht Anthony mit der Stimme, die sich selbst *Spirit of Compassion* nennt. Er nutzt diese Gabe, damit Menschen Antworten auf ihre gesundheitlichen Probleme finden, wenn die Schulmedizin nicht mehr weiterweiß. Als ich ihn fragte, wie er zu seinen Skeptikern stünde, meinte er: »Das ist eher kein Problem, weil ich eigentlich kaum auf Skeptiker stoße. Natürlich gibt es davon mehr als genug, wenn man aber Menschen helfen will und die Leute leiden und sie haben eine chronische Erkrankung und sie finden keine Lösung, dann geht es nicht um Skeptiker. Es geht darum, dass es den Menschen besser geht und dass sie heilen. Es geht nur um ihre Bedürfnisse. Darauf konzentriere ich mich.«

Anthony ist für viele Menschen mit Autoimmun- oder unerkannten Erkrankungen eine große Hilfe. Führen konventionelle Untersuchungen zu keinem eindeutigen Ergebnis, dann setzt Anthony seine unkonventionelle Diagnosemethode ein und spricht mit *Spirit*, um die tiefere Ursache der Erkrankung aufzudecken. Er sprach mit mir über die auf der ganzen Welt grassierende Seuche der Autoimmunerkrankungen.

Ihr Körper ist Ihr bester Freund

Verpasst man einer Erkrankung, einer Krankheit oder einem Symptom das Label autoimmun, ist das schlimm. Das ist nicht die Schuld der Ärzte. Es hat rein gar nichts mit den Ärzten zu tun. Es ist ein Missverständnis, das sich hartnäckig hält. Nennen wir etwas autoimmun, sagen wir damit, dass sich der Körper selbst angreift und zerstört. Sagen wir mal, Sie waren gerade im Sprechzimmer Ihres Arztes, und er sagt Ihnen, Sie litten an Hashimoto-Thyroiditi, und Sie schlagen das nach, oder der Arzt sagt: ›Das ist eine Autoimmunerkrankung. Ihr Körper greift Ihre

Schilddrüse an.‹ Würde mir das passieren, dann würde ich ziemlich aufgewühlt nach Hause fahren. Ich würde meinem eigenen Körper nicht mehr trauen, weil er sich gegen mich wendet.
Wir nennen diese Krankheiten nur autoimmun, weil wir die Ursache der Symptome oder der Erkrankung oder der Krankheit nicht kennen. Betrachten wir mal Psoriasis und Ekzeme: Ursache unbekannt. Multiple Sklerose: Ursache unbekannt. Fibromyalgie: Ursache unbekannt. Rheumatoide Arthritis: Ursache unbekannt. Wie kann man denn jemandem sagen, er leide an einer Autoimmunerkrankung und sein Körper greife sich selbst an, wenn man die Ursache nicht kennt? Tatsächlich verursacht ja ein Toxin oder ein Pathogen die Symptome, der Körper versucht nur, Sie zu schützen. Etwas in uns löst Entzündungen aus, und die medizinische Forschung und die Medizin können nicht sagen, um welches Pathogen es sich handelt. Deshalb geben wir dem Körper die Schuld.
In Wirklichkeit greift sich kein Körper selbst an, denn er liebt sich selbst bedingungslos. Er strampelt sich rund um die Uhr für Sie ab, und er ist Ihr bester Freund. Es gibt einen anderen, sehr realen Grund, warum Sie leiden. Und ich bin hier, um dies mit Ihnen zu klären.

ANTHONY WILLIAM

Selbst wenn Anthony die Ursache von Erkrankungen anders sieht als die anderen Experten in diesem Buch, so stimmt er doch zu, dass bei allen Gesundheitsproblemen emotionale und psychologische Faktoren eine Rolle spielen. Ich denke, dass sich die Theorien nicht gegenseitig ausschließen. Ich halte es für erwiesen, dass Pathogene und Toxine Krankheiten auslösen, ich denke aber auch, dass unverarbeitete Emotionen, chronischer

Stress und Traumata unsere natürliche Abwehr gegen diese Eindringlinge schwächen und uns somit anfälliger machen gegen Pathogene und Toxine von außen.

Anthony Williams Heiltipps

Eines der Pathogene, das nach Anthony viele dieser Autoimmun- und unerkannten Erkrankungen auslöst, ist Epstein-Barr, auch als Humanes-Herpes-Virus 4 bekannt. Es ist eines der am weitesten verbreiteten Viren. In verschiedenen Stadien löst Epstein-Barr Hashimoto-Thyroiditi, Multiple Sklerose, Lyme-Borreliose, Pfeiffer'sches Drüsenfieber und mehr aus. Anthony hält auch eine Schwermetallbelastung für den Auslöser von vielen Krankheiten von Autismus bis Migräne. Er rät, einen funktionellen oder integrativen Mediziner aufzusuchen, um bei manchen der schwereren Krankheiten gegen Viren vorzugehen, empfiehlt aber auch Nahrungsmittel, Kräuter und Mineralien, die dazu beitragen, einige der Viren und Schwermetalle auszuscheiden.

Epstein-Barr ist ein hungriges Virus, Anthony rät also, auf die Nahrungsmittel zu verzichten, die es besonders nähren: Eier, Milchprodukte, Getreide und Rapsöl stehen hier an erster Stelle. Sie sollten auch weniger Hühnchen essen. Einige Menschen müssen auf Weizen und Gluten verzichten. »Die Menschen glauben immer, dass Gluten zu Entzündungen führt, tatsächlich aber *füttert* Gluten das Virus, das dann eine Entzündung auslöst«, erklärte mir Anthony. Epstein-Barr ernährt sich zudem von Adrenalin. Reduziert man den Stresspegel, lässt man das Virus verhungern.

»Aber: Keine Angst vor Obst!«, erklärte Anthony. Obst ist natürlich süß und enthält Antioxidanzien und Phytochemikalien, die Langlebigkeit und Lebenskraft fördern. Gefrorene

Heidelbeeren sind ideal, sie sind klein und halten sich lange im Gefrierfach. Sie ziehen Schwermetalle aus dem Gehirn und tragen zur Genesung bei neurologischen Problemen bei.

Menschen mit Blähungen, Verdauungsstörungen, Darmentzündungen, Kolitis, Morbus Crohn usw. brauchen Selleriesaft. Ein halber Liter Selleriesaft auf leeren Magen hilft bei Verdauungsstörungen besser als alles andere.

Zusätzlich zur Nahrung sind bestimmte Nahrungsergänzungsmittel, Kräuter und Mineralien essenziell, um die natürlichen Abwehrkräfte zu stärken. Wie viele andere leiden Sie vielleicht unter akutem Zinkmangel. Steht Ihrem Körper nicht ausreichend Zink zur Verfügung, können Sie Pathogene wie Viren und Bakterien nicht abwehren. Sie brauchen auch eine Aufstockung Ihres Vitamins B_{12}. Eine besondere Art von B_{12} braucht jeder, um chronische Krankheiten zu bekämpfen, das Adenosylcobalamin. Ich konnte Ärzte und Heilpraktiker überzeugen, ihre Patienten zu heilen, indem sie ihnen sagten, dass die Kombination von Adenosylcobalamin und Methylcobalamin B_{12} in einem Medikament das Nervensystem ummantelt. So überwinden Patienten MS und viele andere Krankheiten.

Wie reagiert Ihr Körper auf Ihre Nahrung? Merken Sie, ob sich manche Nahrungsmittel positiv oder negativ auswirken? Welche Nahrungsmittel lassen Sie sich energiegeladen und stark fühlen? Welche Nahrungsmittel lassen Sie sich träge und geschwächt fühlen? Wie oft gehen Sie essen, wie oft essen Sie Fast Food? Was können Sie tun, um industriell verarbeitete Lebensmittel durch vollwertiges oder gesundes Essen zu ersetzen (das genauso einfach zu haben ist)? Sie können bewusster essen, wenn Sie z.B. ein Ess-Tagebuch führen und »dem Bauchgefühl vertrauen«. Dann sehen Sie auch, wie das, was Sie essen, sich auf Ihr physisches und emotionales Befinden auswirkt.

»Isst man das Falsche, hilft auch keine Medizin.
Isst man das Richtige, braucht man keine Medizin.«
AYURVEDISCHES SPRICHWORT

Der bekannte Performance-Coach und Vordenker Peter Crone, auch als Architekt des Geistes bekannt, hat sich von jeher – schon in der Highschool und im College – für optimale Vitalität interessiert. Vor 16 oder 17 Jahren stieß er auf die Ayurvedische Medizin (oder Ayurveda) und dachte: »Endlich weiß mal jemand, wovon er spricht.«

Einer seiner Lieblingsaspekte im Ayurveda sind die sogenannten *Samprapti*. Das Sanskritwort beschreibt die Entwicklung einer Krankheit. Es gibt sechs Stadien beim *Samprapti:*

1. Akkumulation
2. Provokation
3. Ausbreitung
4. Lokalisation
5. Manifestation
6. Veränderung

Peter erklärte mir, der Prozess beginne mit einem Anstieg der *Doshas,* das bedeutet des Anteils einer Energie im Gesamtkörper. *Doshas* können Feuer, Luft, Erde oder Wasser in Ihrem System sein. »Nehmen wir Feuer als Beispiel«, sagte er. »Ein Mann hat zu viel Feuer in seinem System akkumuliert, vielleicht weil er gern scharf isst, oft zu viel Alkohol trinkt und immer gehörig unter Stress steht. Ab und an stößt er sauer auf. So ein Rülpser an sich ist nicht schlimm, er zeigt aber, dass zu viel Hitze in seinem System ist.

Das nächste Stadium nennt man Provokation. Jetzt verwandelt sich das gelegentliche Aufstoßen in Sodbrennen. Das ist auch kein Problem, denn wir haben heute Mittel dagegen – man schluckt täglich ein Antazidum. In unserer modernen Gesellschaft leidet man halt unter Sodbrennen, was soll's? Aber damit unternimmt man nichts gegen die Ursachen, die überhaupt zu dem Ungleichgewicht geführt haben.

Das nächste Stadium heißt Ausbreitung. In unserem Beispiel verbreitet sich der Überschuss an Hitze weiter, wenn die betreffende Person immer noch mehr Hitze ins System gibt – durch Gewürze, Alkohol, industriell verarbeitete Lebensmittel. Jetzt hat sie vielleicht einen Ausschlag, die Haut juckt oder sie leidet an einer Magenverstimmung.

Das vierte Stadium ist die Lokalisation. Der Überschuss an Hitze, der zuerst nur einen Rülpser verursachte, sucht nun nach einem wunden Punkt im System. Nehmen wir an, der Mann war in der Highschool ein Football-Spieler und hat einen Schlag zu viel aufs Knie gekriegt – das wäre dann der ideale Ort für den Überschuss an Hitze, um sich zu lokalisieren und einzunisten.

Das fünfte Stadium ist die Manifestation. Die Hitze manifestiert sich letztendlich als Erkrankung und wird zu Arthritis. Und das sechste und letzte Stadium ist die Veränderung. In unserem Fall verändert sich zum Schluss das Gewebe selbst, man leidet an rheumatoider Arthritis.«

»Als ich zum ersten Mal von diesem System hörte«, schloss Peter, »schien es mir wunderbar einfach. Versteht man diese sechs Stadien, was verhindert man dann? Einen Überschuss an Akkumulation. Man vermeidet die Ansammlung. Für mich geschieht die stärkste Ansammlung im Geist. Dort sammelt man Traumata, man sammelt dort Erfahrungen, man häuft dort Zweifel an. *Warum schaffe ich das nicht? Warum habe ich die Stelle nicht gekriegt? Warum finde ich niemanden, der mich liebt? Warum werde ich dick?* Der ganze Prozess der Erkrankung trifft also auf Physiologie wie

Psychologie zu. Er ereignet sich überall – psychologisch, emotional, materiell. Man sieht die Garage eines Menschen und findet darin – Ansammlungen. Draußen steht das 50 000-Dollar-Auto und drinnen häuft sich der Müll an, oder?«

Peters Talent liegt darin, anderen dabei zu helfen, die Anhäufung von Leid, Beurteilung und Trauma in ihrem Geist loszulassen. Mir gefällt ebenfalls, wie er die Anhäufung, die die Samprapti des Ayurveda beschreiben, auf unsere Psyche und unseren materiellen Besitz überträgt, denn das bestätigt, was die anderen Experten bei ihren Forschungen herausgefunden haben: Hartnäckige negative Emotionen und unverarbeitete Traumata blockieren das Chi und die Lebensenergie und verhindern so die Heilung. Befinden Sie sich auf Ihrer Reise zur Heilung, müssen Sie deshalb nicht nur korrekte Anleitungen für die Ernährung und den Sport suchen, um die akkumulierten Toxine aus dem Körper auszuschleichen, sondern auch Mittel und Wege finden, damit Sie aktiv die akkumulierten unverarbeiteten Traumata und negativen Überzeugungen loslassen können, um durch Ihre derzeitigen Umstände zu navigieren.

So wie Marie Kondo in ihrem populären Buch *Magic Cleaning: Wie richtiges Aufräumen Ihr Leben verändert* ein einzigartiges System geschaffen hat, um materiell klar Schiff zu machen, müssen wir unser eigenes System entdecken, um unseren Geist, unseren Körper und unser Leben aufzuräumen. Ob Sie dafür einen Profi anheuern, das Buch eines Fachmanns lesen oder online einen Kurs absolvieren – es gibt eine Vielzahl an Möglichkeiten, wenn Sie damit beginnen wollen, Traumata Ihrer Vergangenheit zu heilen, Ihren Speiseplan und Ihre Umgebung zu entgiften, den Stresspegel in Ihrem Leben zu senken und mit spirituellen Praktiken zu beginnen, die Sie zufriedener machen und in sich ruhen lassen. Peter hilft Menschen beim Loslassen. »Selbst materielles und emotionales Anhäufen führt zu einer

Verschlechterung, zur Stagnation. Das ist Ballast, den man mit sich rumschleppt. Er nimmt Platz weg. Nimmt man Platz weg, beschränkt man die Möglichkeiten. Die Menschen tragen so viel mit sich, Schuldgefühle, Wut, Depressionen oder Ressentiments. Wir klammern uns doch alle an etwas. Wir häufen Traumata an, wir häufen Verurteilungen an. Wenn man all das loslässt, was sich im System so angesammelt hat, dann schafft man wieder Platz. Platz ist ein Vorbote der Heilung.«

»Rasten und Fasten sind die beste Medizin.«
BENJAMIN FRANKLIN

Schneller heilen durch Fasten

Wenn wir gerade über Platz schaffen reden: Eines der Themen, die mich bei meiner Recherche immer fasziniert haben, war die Vorstellung des Fastens. Fasten gehört zu jedem althergebrachten medizinischen und religiösen System. Es dient nicht nur dazu, bestimmte spirituelle Zustände zu erlangen, es reinigt den Körper auch von jeder Krankheit. Alle Tiere fasten instinktiv, wenn sie krank oder verletzt sind. Ob es sich um Ihre Katze handelt, Ihren Hund, einen Löwen oder einen Hirsch – sind Tiere krank, essen sie nicht mehr. Sie kauen wohl etwas Gras oder Kräuter, um sich zu reinigen, suchen sich sonst aber einen ruhigen Platz aus, um sich auszuruhen, während sich ihr Körper in den Selbstheilmodus schaltet. Kelly Turner vergleicht das Fasten damit, einen Ofen auf Selbstreinigung zu stellen.

»Ich besuchte ein Fastenzentrum in Thailand, wohin Krebskranke als letzte Hoffnung fahren. Man denkt, die sind ja schon von der Chemo ziemlich ausgezehrt, und fragt sich: ›Warum wollen die noch fasten? Die müssen doch was essen.‹ Aber ein

Teil des Problems ist, dass ihr Körper nicht mehr so viel Nahrung aufnehmen kann, weil der Verdauungstrakt so versengt ist, dass er durch das Fasten erst einmal regenerieren muss. Man hat festgestellt, dass sieben Tage Fasten einem Jahr Regeneration des Verdauungstraktes entsprechen. Forscher in Südkalifornien haben gezeigt, dass Menschen, die mit Unterbrechungen immer wieder fasten, weniger Nebenwirkungen bei der Chemo bekommen und sich ihr Immunsystem schneller erholt.«

Nach Kelly haben wissenschaftliche Untersuchungen ergeben, dass sich alle größeren Organe im Körper nach drei Tagen Fasten selbst zu reinigen beginnen. Die Leber scheidet alle Sekrete aus und bildet frische, das Herz reinigt sich selbst. Der Grund dafür ist, dass wir jeden Tag sehr viel Energie für unsere Verdauung aufwenden. Streichen wir diese Aufgabe von unserer täglichen Arbeitsliste, verwendet unsere Körperintelligenz die freigesetzte Energie augenblicklich dafür, Gewebeschäden zu reparieren und in großem Maße Toxine auszuscheiden.

Fastentipp

Fasten ist eine tolle Methode, all das aus dem Körper und aus dem Geist zu spülen, was sich in ihm angesammelt hat. Es lässt sich alles auf den uns innewohnenden Selbstregulierungs- und Heilmechanismus zurückführen. Fasten Sie zum ersten Mal, fragen Sie zuerst Ihren Heilpraktiker oder führen Sie es in einem Fastenzentrum durch. Einige Webseiten (z.B. https://aerztegesellschaft-heilfasten.de/fasten-adressen/fasten-kliniken/) listen solche Zentren auf.

»Die Natur ist der beste Arzt.«
HIPPOKRATES

Das heilende Geschenk der Natur

Es scheint heutzutage, dass unsere Handys immer schlauer werden und wir gleichzeitig immer ängstlicher und depressiver sind. Florence Williams, die Autorin von *The Nature Fix*, postuliert, ein Teil unsere Ängste entstamme unserer mangelnden Verbindung zur Natur. Florence stellt fest, dass die Ursache der Seuchen wie Adipositas, Depression, Einsamkeit, Angst und Vitamin-D-Mangel in unserer »Entfremdung von der Natur« lägen. Wir verbringen immer mehr Zeit alleine in geschlossenen Räumen, bei künstlichem Licht und starren auf Monitore, statt miteinander zu reden und in Kontakt mit der Natur zu kommen.

Und wirklich hält die Natur ein immenses Heilpotenzial bereit. Eine berühmte Studie des Umweltpsychologen Dr. Robert Ulrich untersuchte 1984 Patienten eines Vorstadtkrankenhauses in Pennsylvania, die von einer Gallenblasen-Operation genasen. Nach einem Artikel im *Scientific American* konnten Dr. Ulrich und sein Team durch ihre Forschung zeigen, »dass, wenn alle anderen Faktoren identisch bleiben, Patienten mit Blick auf grüne Bäume vor dem Fenster im Schnitt einen Tag früher genesen waren, weniger Schmerzmedikation bedurften und weniger Komplikationen aufgrund der Operation aufwiesen als Patienten, die eine Ziegelmauer vor Augen hatten«.[12]

Es ist faszinierend, dass uns bereits ein Blick in die Natur heilt, ein echter Kontakt aber mit der Welt da draußen wirkt noch viel stärker. Die Erdoberfläche weist einen schier unbegrenzten Vorrat an negativ geladenen freien Elektronen auf. Viele Untersuchungen belegen, dass wir beim Kontakt unserer nackten Füße mit der Erdoberfläche (man könnt auch von Erdung sprechen) durch die Sohlen große Mengen dieser antioxidativen, negativ geladenen Ionen absorbieren. Diese können freie Radikale neutralisieren und dadurch chronische oder akute Entzündungen reduzieren.

Betrachten wir die Geschichte, so gingen unsere Vorfahren barfuß und schliefen auf dem Boden, sie hielten also beständig eine bioelektrische Verbindung mit der heilenden negativen Ladung der Erde. Wann sind Sie zum letzten Mal barfuß gegangen? Diese wirklich wichtige Verbindung mit der Erde haben wir verloren, und das könnte ein Faktor sein, der zur Seuche der Entzündungen beiträgt. Studien zeigen, dass bereits zwanzig Minuten einer solchen Erdung täglich eindeutige Gesundheitsvorteile erbringen, darunter besseren Schlaf, schnellere Wundheilung, Blutdrucksenkung, Schmerzreduktion und natürlich verminderte Entzündungen. Also – auf nach draußen, aber vorher die Schuhe ausziehen!

»Ich glaube, es gibt in der Natur einen sanften Magnetismus, der uns, wenn wir uns ihm unbewusst anvertrauen, ans rechte Ziel führt.«
HENRY DAVID THOREAU

Aber in der freien Natur heilt nicht nur der Erdboden. Dr. Eva Selhub, Dozentin an der Harvard Medical School und außerordentliche klinische Mitarbeiterin am Massachusetts General Hospital, erklärt, dass es sogenannte phytonzide Stoffe gibt, die Bäume in die Luft freisetzen. Diese senken nachweislich die Stresshormone und die Angst, verbessern dabei gleichzeitig den Blutdruck und das Immunsystem. Eine Untersuchung von 2017, die im *International Journal of Environmental Research und Public Health* veröffentlicht wurde, erforschte die Auswirkungen eines »Waldbades«, einer Wanderung mit Einstimmung auf die Natur. Der Aufsatz schloss, diese Praktik (die auch als *shirin-yoku* bekannt ist) korreliere mit Stressabbau, verminderter Angst, geringerem Blutdruck und mehr.[13] Es ist also nicht nur für die geistige Gesundheit überlebenswichtig, wenn man sich für ein paar Stunden am Tag aus der Umklammerung der elektronischen Geräte befreit und etwas Zeit in der freien Natur verbringt, es ist auch unserer Biologie zuträglich.

Verbringt man Zeit in den Bergen und in großer Höhe, fördert auch das die Gesundheit. »In größeren Höhen«, berichtete mir Gregg Braden, »wird unser Blut alkalischer. Dann ereignen sich mehrere physiologische Veränderungen. Das Hämoglobin vergrößert sich, die roten Blutzellen binden mehr Sauerstoff, und das effizienter, weil es hier oben weniger davon gibt. Die Alkalinität ist ein Schlüsselfaktor, weil unsere Körper desto weniger Viren, Bakterien, Erkältungen, Grippen usw. hereinlassen, je alkalischer sie sind.«

Man weiß ebenfalls schon lange, dass uns Schwimmen oder Untertauchen in Salzwasser oder in mineralreichem Wasser (etwa in heißen Quellen) guttut. Die im Wasser gelösten Mineralien – zum Beispiel Magnesium, Natrium, Kalium, Kalzium, Brom, Jod und Schwefel – werden durch die Haut aufgenommen. Diese Mineralien wirken entgiftend und lindern bekanntermaßen Hautkrankheiten wie Psoriasis und Ekzeme, sie beschleunigen die Wundheilung, lindern Schmerzen, regen den Blutkreislauf an, reduzieren Entzündungen, regen die Lymphdrainage an und so weiter.

»Das Heilmittel für alles ist Salzwasser:
Schweiß, Tränen oder das Meer.«
ISAK DINESEN

Zwar hat Wasser an sich, und insbesondere Salzwasser, unermesslichen Nutzen für die Gesundheit, aber der mentale und emotionale Nutzen eines Aufenthaltes am oder im Wasser ist ebenso groß. Die Luft ist an Gewässern (und nach einem Gewitter) gesättigt mit negativen Ionen. Diese negativen Ionen reinigen nicht nur die Luft, indem sie sich mit Allergenen und Pathogenen verbinden, wodurch sie zu schwer zum Schweben werden, die negativen Ionen verbessern nachweislich die Stimmung und wirken gegen Depressionen. Der Meeresbiologe Wallace J. Nichols beschreibt in seinem Buch *Blue Mind* seine umfangreichen Forschungen zu den transformierenden Wirkungen des Wassers. Céline Cousteau erklärt in ihrem Vorwort zum Buch: »Unsere Gehirne sind derart vernetzt, dass sie positiv auf Wasser reagieren. Seine Nähe allein vermag uns zu beruhigen und verbinden, es fördert neue Ideen und Erkenntnisse, es heilt sogar, was wund geworden war.«[14]

»Begreifen wir die Tugend, das Talent,
die Schönheit der Mutter Erde,
dann kommt etwas in uns zur Welt,
eine Art Verbindung. Liebe kommt zur Welt.«
THICH NHAT HANH

Am besten an den Heilkräften der Natur gefällt mir, dass sie nichts kosten und bei jeder einzelnen Konsultation Körper, Geist und Seele ansprechen. Nutzen Sie diese Großzügigkeit von Mutter Natur und nehmen Sie jeden Tag von ihren mächtigen Heilkräften so viel auf, wie Sie können.

ZWISCHENSPIEL:
Eva Lees Geschichte

Die folgende Geschichte ist ein tolles Beispiel dafür, wie komplex und einzigartig eine Reise zur Heilung sein kann, denn keine zwei Menschen leben dasselbe Leben unter denselben Umständen. Sie erinnert uns auch daran, wie viel Mut, Entschlossenheit und manchmal auch Aufwendungen es braucht, an dem holistischen Weg zur Heilung festzuhalten.

Als ich den Film *Heal* drehte, musste ich mir einige Dokumente notariell bestätigen lassen. Eva Lee, die im Büro meines Mannes arbeitet, ist vereidigte Notarin und brachte mir die Verträge zur Unterschrift. Als sie mir den Papierstapel überreichte, zog sie ihren Arm schnell zurück. Sie entschuldigte sich für den Hautausschlag auf ihrer Hand. Da erst erfuhr ich, dass sie bereits seit drei Jahren gegen eine unbekannte Krankheit kämpfte. Ich erkundigte mich nach der Krankheit, weil ich irgendwie helfen wollte. »Zuerst«, erzählte sie, »hielt ich es für eine Reaktion oder Nesselausschlag oder was Dermatologisches. Aber dann brach das massiv aus, ich hatte Geschwüre bis an die Ohren und am Kopf. Vor rund anderthalb Jahren wachte ich mitten in der Nacht auf und konnte mich nicht mehr rühren. Meine rechte Körperhälfte war gelähmt. Ich dachte, es wäre ein Schlaganfall, und ich hatte wahnsinnige Angst. Nach und nach begann es zu kribbeln, das Gefühl kam zurück, und ich rollte mich aus dem Bett.«

Eva berichtete mir, sie hätte bei vielen Fachärzten Rat gesucht, unter anderen bei einem Dermatologen, einem Neurologen und einem Allergologen. Sie wies eine ganze Bandbreite an Symptomen auf, aber alle Tests verliefen nicht eindeutig. Die Ärzte meinten, es sei wohl eine Autoimmunerkrankung. Sie gaben ihr Infos zum Lesen und verschrieben viele unterschiedliche Medikamente, die sie wegen der vielen Nebenwirkungen – von Blindheit bis Herzerkrankungen – nicht einnahm, weil diese mindestens so beängstigend waren wie ihre Krankheit. Es entmutigte sie außerordentlich, dass ihr trotz so vieler Termine bei bedeutenden Spezialisten und nach so vielen Blutproben niemand helfen konnte. Die einzige Lösung, so hieß es, sei die Einnahme von Steroiden bei akuten Ausbrüchen, ohne dass man der Ursache des Hautausschlags je auf die Schliche kam. Es erschöpfte sie, auch finanziell, denn sie hatte als berufstätige Mutter viele zusätzliche Verpflichtungen. Eva war dankbar, dass ihre Krankheit nicht noch schlimmer war, aber insgesamt laugte sie sie doch aus.

Wenige Tage später sagte mir Eva: »Meine Kleinste, Quinn, betet immer dafür, dass meine ›Punkte‹ weggehen, und besprengt meinen Ausschlag mit Weihwasser. Ich habe ihr gesagt, dass Sie mir helfen wollen, und da meinte sie: ›Ah, der liebe Gott wird Mami helfen.‹« Wir mussten beide weinen.

Im Kurs am Institute for Integrative Nutrition lernte ich nicht nur, dass unsere Ernährungsweise nicht nur die Grundlage unserer Gesundheit ist, sondern auch, dass viele Hautkrankheiten einen kranken Darm oder Lebererkrankungen als Ursache haben können. Ich wusste zudem, dass eine längerfristige Einnahme von Steroiden sehr wahrscheinlich das Gleichgewicht im Darm beschädigen würde. Deshalb empfahl ich Eva als Erstes einen klinischen Ernährungswissenschaftler und Lebensstilmediziner, Dr. Mark Emerson. Dr. Emerson erstellte zuerst Evas komplettes Blutbild, dann ordnete er ihr pflanzliche Vollwertkost an, um so die Entzündung im Darm und im gesamten Körper niederzukämpfen. Er befürchtete, Eva könnte eine pathologisch durchlässige Darmwand haben, die Ursache vieler Autoimmunerkrankungen. Eine pathologisch durchlässige Darmwand ist Folge von schlechter Ernährung, Stress oder langem Medikamentenkonsum. Toxine und Exkremente gelangen dann ins Blut.

Nach nur acht Wochen dieser Behandlung sanken ihre Entzündungsmarker beträchtlich. »Seit ich meine Ernährung umgestellt habe«, freute sich Eva, »habe ich keine Gelenkschmerzen mehr. Und das war ja die schwerste Hürde. Vor der Ernährungsumstellung kam ich ja nicht einmal mehr die Treppen zum Schlafzimmer hoch, ich musste unten schlafen.«

Eva und ich waren glücklich über diese Besserung. Ich begriff, dass die Ernährung dabei eine große Rolle spielte, wusste aber auch um Evas problematische Beziehung zu ihrer Mutter. Ich nahm an, dass aus diesen ungelösten Konflikten Stress entstand. Eva war offen für diese Anregung und meinte, sie müsse wohl tiefer graben, um heilen zu können. »Die physischen Aspekte zwingen mich dazu, zu begreifen, dass es da mehr gibt als nur meine physische Erkrankung«, erklärte sie. »Die Emotionen der Vergangenheit wirken wohl noch auf mich ein, Dinge, von denen ich gemeint hatte, sie wären mir egal.« Ich rief als Nächstes Patti Penn an, eine Reiki- und EFT-(Klopfakupressur-) Heilerin.

In ihrer Sitzung gab Eva einige schwere, tief sitzende Wahrheiten aus ihrer Kindheit preis. Patti fand heraus, dass Evas Mutter unter mentalen Problemen litt und regelmäßig Valium nahm, als Eva aufwuchs. Zusätzlich hatte Evas Vater die Familie plötzlich im Stich gelassen, als sie elf Jahre alt war. »Er kam mit ihren Verrücktheiten auch nicht klar, also ging er und kam nie mehr zurück«, meinte Eva mit einem nervösen Lachen zu Patti. Eva musste also schon sehr jung einen Haushalt übernehmen und gewissermaßen ihrer Mutter eine Mutter werden. Sie war gezwungen, ihre Mutter zur Arbeit zu fahren, obwohl sie noch zu jung zum Fahren war, musste sich um den Haushalt und um ihre Geschwister kümmern. Patti begann mit der Anwendung der Techniken der Emotionalen Freiheit mit Klopfen, um einige der stecken gebliebenen Emotionen und Traumata aus Evas System zu befreien.

Patti klopfte auf die Meridianpunkte, Eva musste ihre Worte laut wiederholen. Es klang in etwa so:

– *Auch wenn*
– *es viel zu viel für sie war*
– *hat sie es doch getan*
– *von ganzem Herzen*
– *liebe ich akzeptiere ich das kleine Mädchen*
– *es war eine schwere Last*
– *aber es war ja niemand anders da*
– *ich nahm all das auf mich*
– *weil ich sie liebte*
– *und nicht im Stich lassen konnte*

Die Sitzungen mit Patti halfen Eva, sich der vergangenen Traumata bewusst zu werden, die noch in ihrem Körper steckten, wie auch einiger Überzeugungen und Verhaltensweisen, die eine Folge ihrer schwierigen Kindheit waren. Sie begriff, dass sie sich stets um alle anderen gekümmert, sich selbst oft aber vernachlässigt hatte. Sie begann sich bewusst zu werden, dass auch sie das Recht hatte, geliebt zu werden. Es gab jetzt allerdings auch Menschen in ihrem Leben, die sie liebten und unterstützten. Sie verstand ebenfalls, dass sie sich mehr um sich selbst kümmern musste, um weiter für ihre Familie da zu sein. Eva fühlte sich nach ihrer Reiki- und EFT-Sitzung mit Patti befreit, und sie arbeiteten weiter zusammen, um in den folgenden Monaten alte Verletzungen zu heilen.

Ich nahm Eva zu einer Klangheilung bei Dr. Jeffrey Thompson mit, einem neuroakkustischen Heil- und Chiropraktiker im kalifornischen Carlsbad. Dr. Thompson erläuterte, dass jede der alten Kulturen als Bestandteil ihrer Medizin Klangheilungsrituale kannte. Man ging davon aus, dass letztendlich alles aus Schwingungen bestünde.

Dr. Thompson hat eine Therapie entwickelt, bei der er mit dem Einsatz modernster Technik die genaue Klangfrequenz aufspürt, die auf das Gehirn und den Körper in den Parasympathikus bzw. die Heilreaktion versetzt. Er erklärte uns, dass das vegetative Nervensystem die Oberaufsicht über den Körper hat und alle anderen Systeme anleitet. Das vegetative Nervensystem reagiert entweder sympathetisch oder parasympathetisch. Im Stresszustand befindet sich der Körper im sympathetischen Nervensystem, in der Flucht-oder-Kampf-Reaktion. Es gibt andererseits die parasympathetische Reaktion, also den Ruhe- und Regenerationsmodus, in dem unsere Körper heilen können.

Dr. Thompson legte Sensoren an Evas Handgelenke und sammelte elektronische Informationen über ihr Herz, um genau die Schwingung zu bestimmen, die ihrem Körper die Stellung auf Leerlauf, das Hineinfallen in den Parasympathikus, ermöglichen sollte. Dr. Thompson entdeckte mit seinen ultramodernen Geräten, dass sich Eva chronisch im Stresszustand befand. Selbst wenn sie sich bei Entspannungsmusik im Ohr ausruhte, während Klangfrequenzen aus der speziellen Liege von Dr. Thompson durch ihren Körper liefen, zeigten die Sensoren, dass sie nur selten zu einer parasympathetischen Reaktion gelangte. Sie rutschte immer wieder unmittelbar ins sympathetische Nervensystem. Das zeigte eindeutig, dass Eva noch mentale und emotionale Arbeit zu erledigen hatte, um ihren Körper aus dem chronischen Stressmodus herauszubringen. In diesem Zustand aber konnte ihr Körper nicht heilen. Sie benötigte echte Ruhe und Regeneration, um aus dem Teufelskreis der Hautausschläge auszubrechen. Ich schlug ihr Meditation zur Stressreduktion vor, denn so wappne ich mich in meinem Leben gegen Stress.

Doch trotz aller alternativen Therapien, die sie ausprobierte, wurde Eva ihren Hautausschlag nicht los. Eines Tages kam sie im Büro zu mir. »Ich habe wirklich versucht, *keine* Steroide zu nehmen, aber urplötzlich habe ich am Wochenende einen akuten Ausbruch von Hautausschlag bekommen. Auf meiner Brust sind überall riesige Geschwüre.« Sie nahm ihren Schal ab, und ich sah die blumenkohlartigen Geschwüre. »Die vereinigen sich gerade und werden immer größer und sind extrem schmerzhaft und heiß. Ich spüre, wie ich brenne, und dann ist mir plötzlich kalt.«

Sie ging an diesem Tag früher und landete in der Notaufnahme. Sie kam sofort auf die Isolierstation, weil die Ärzte nicht wussten, ob es ansteckend war, viral oder übertragbar. Sie litt auch unter schrecklichen Bauchschmerzen. Als ich sie fragte, was die Ärzte gesagt hatten, meinte sie: »Ja, man hat wieder alle Spezialisten gerufen und all die Tests gemacht, und zum Schluss hieß es wieder einmal, es sei alles normal.« Ich konnte es kaum glauben.

Die Ärzte verabreichten Eva große Dosen Steroide, um den Ausbruch niederzukämpfen. Ihr Dermatologe verschrieb ihr dann den entzündungshemmenden Arzneistoff Dapson. Eva wusste nicht, wie stark das Antibiotikum wirkte, bis der Apotheker sie fragte, ob sie wirklich einen solchen Hammer wollte. »Das ist schon eine Riesendosis Antibiotika«, meinte er zu ihr.

Eva fühlte sich, als habe man ihr Gift in die Hand gedrückt. Die langfristigen Nebenwirkungen von Prednison (dem Steroid) und Dapson waren mehr als düster. Eva war frustriert und verwirrt, weil ihr auch nach so vielen weiteren Tests und nach ihrem furchterregenden Besuch der Notaufnahme immer noch keiner helfen konnte. Sie lebte in Los Angeles und konnte daher einige der besten Ärzte der jeweiligen Fachrichtungen aufsuchen, und doch fand niemand die Ursache ihrer Ausbrüche. »Sie gaben mir Medikamente, obwohl niemand wusste, was es war. Aber so ist das halt mit unserer westlichen Medizin. Man wirft alles auf die Krankheit in der Hoffnung, dass irgendetwas hilft.«

Mich frustrierte ebenfalls, dass die Ausbrüche immer wiederkamen, obwohl Eva in ihrem Leben so viel positiv verändert hatte. Sie hielt die Steroide nun für ihre einzige Option, um einigermaßen normal weiterzuleben, ihren vielen Verpflichtungen nachzukommen und um sich schnelle, wenn auch nur vorübergehende Linderung zu verschaffen. Ich fragte Eva, ob ihre Krankenversicherung die alternativen Ärzte abdeckte. Dann könnte sie nämlich den holistischen Weg regelmäßiger und ernsthafter verfolgen.

»Schon«, antwortete sie mir. »Bei den Steroiden muss ich fünf Dollar zuzahlen, und sie wirken sofort. Erhielte ich Ergänzungsmittel und alternative Behandlungen zum selben nominalen Preis, dann würde ich öfter auf sie zugreifen. Aber das fällt mir nach wie vor schwer, ich weiß auch nicht, warum. Vielleicht bin ich emotional nicht offen genug. Etwas blockiert mich; es scheint mir erreichbar zu sein, und in meinem Zustand sollte ich es auch schaffen, aber aus irgendeinem Grund geht es nicht.«

Es muss betont werden, dass Eva sich zum ersten Mal mit den möglichen gesundheitlichen Auswirkungen ihrer Kindheitstraumata beschäftigte, als sie mit Patti Penn an der Filmfassung von *Heal* arbeitete. Das Aufdecken von Traumata ist nie einfach, es benötigt viel Zeit und unterschiedliche Methoden, um nach und nach die Schichten abzuschälen und zum wahren Kern vorzudringen. Aus diesem Grunde unternimmt jeder seine ureigene und komplexe Reise zur Heilung. Manche heilen spontan nach kürzester Zeit, etwa Anita Moorjani, andere brauchen Jahre voller Entschlossenheit und Mühe, weil das Bloßlegen alter Wunden genauso schmerzhaft sein kann wie die ursprüngliche Erfahrung. Da Eva auch gerade erst begann, sich der Alternativen zur konventionellen Medizin bewusst zu werden, konnte es noch dauern, bis sie Lösungen jenseits der westlichen Modelle fand, die zu ihr passten.

Als Gesellschaft wurden wir zu dem Glauben konditioniert, dass Schulmediziner es besser wissen und das Herkömmliche das Beste ist. Was aber ist dann mit den langfristigen Nebenwirkungen von Arzneimitteln wie Steroiden im Körper? Was ist mit dem Stress, den wir täglich haben, weil wir mit einer chronischen Krankheit leben müssen, die einfach nicht weggeht? Wie geht man mit der beständigen Entmutigung durch Fachärzte um, die auch keine Lösung wissen?

Für Eva und die Millionen Menschen, die ebenfalls an unbekannten Krankheiten leiden, bedeutet die Suche nach Hilfe eine lange Reise, auf der die unterschiedlichsten Heilmethoden und -mittel ausprobiert werden. Es kann das Herz brechen, wenn trotz langer Suche einfach keine Antworten kommen. Evas Heilreise zeigt erneut, dass unser Gesundheitssystem versagt und sich hin zu einem verbundeneren, holistischen Heilwesen verändern muss.

Während ich dieses Buch schreibe, hat sie weder eine Lösung gefunden noch den Durchbruch oder die Offenbarung erlebt, obwohl wir beide das so sehr ersehnen. Sie ist aber nach wie vor unfassbar resilient und auf ihrem Weg zur Heilung weiter vorangekommen. Sie ernährt sich weiterhin pflanzlich, arbeitet ab und an noch mit Patti Penn. Sie begann kürzlich mit einem Naturheilpraktiker zu arbeiten, der sie während der Ausbrüche holistisch unterstützt und gleichzeitig mehreren Möglichkeiten, was die Ursache sein könnte, auf den Grund geht.

Als Freundin werde ich sie unterstützen, soweit es mir möglich ist, und ich bete, dass sie bald eine Lösung findet. Ihre Geschichte ist inspirierend für mich, sie hatte den Mut, ein altes Trauma anzupacken und Raum für die Heilung zu schaffen, die vielleicht das Beenden von toxischen Beziehungen, das Kündigen eines stressigen Jobs und das Loslassen von emotionalem Klammern an bestimmte Überzeugungen und Aspekte ihres Lebensstils bedeutet. Ich blicke positiv in die Zukunft, in der mehr Menschen wie Eva vom gegenwärtigen Gesundheitssystem enttäuscht sind und sich bewusster für eine holistische Behandlung entscheiden. Dieser Bedarf wird uns eine neue Art von Medizin bringen.

Fazit aus Kapitel 6

Uralte Weisheitstraditionen lehren uns, dass Nahrung Medizin ist und die Natur den Schlüssel zu Gesundheit und Heilung bereithält. Essen Sie so viel natürliche – im Gegensatz zu: verarbeitete – Nahrungsmittel wie möglich.

Gesundheitsprobleme haben häufig emotionale und psychologische Aspekte. Unverarbeitete Emotionen, chronischer Stress und Traumata können unsere natürlichen Abwehrkräfte schwächen und uns anfälliger für von außen kommende Pathogene und Toxine machen.

Nach Ayurveda beginnen die sechs Stadien der Entwicklung einer Krankheit mit der Akkumulation. Und zwar nicht nur der Akkumulation von Toxinen im System, sondern der Akkumulation von Negativität im Geist. Wir müssen die Beurteilung von Trauma und negativen Emotionen loslassen, um Raum zu schaffen, der dann zum Wegbereiter der Heilung wird.

Fasten ist die ideale Methode, um Akkumulationen in Geist und Körper auszuspülen. Wenn Sie zum ersten Mal fasten, sprechen Sie sich mit Ihrem Heilpraktiker ab und überlegen Sie sich, ob Sie nicht lieber in einer Fastenklinik damit anfangen wollen.

Die Natur hält unermessliches Heilpotenzial bereit. Es bringt beträchtliche gesundheitliche Vorteile, sich zu erden, Zeit in den Bergen verbringen, mineralreiche Wässer oder Salzwasser trinken – und all das ist kostengünstig und leicht zugänglich.

7
Erschließen Sie das Unfassbare

»Die Wissenschaft ist nicht nur kompatibel mit Spiritualität, sie ist vielmehr eine tief greifende Quelle der Spiritualität.«
CARL SAGAN

Wie ich im vorangegangenen Kapitel geschrieben habe, werden viele Leute davon abgebracht, alternative oder komplementäre Behandlungen auszuprobieren, weil die Krankenkassen diese nicht bezahlen. Diese Verfahren wirken daher teuer. Alternative Gesundheitsvorsorge ist generell längerfristig angelegt, es kann daher frustrieren oder sogar stressen, wenn man Geld für Behandlungen ausgibt, die Zeit brauchen, bevor sich ihre Wirkung konkret zeigt. Kosten und Aufwand für die verschiedenen Behandlungsarten summieren sich, bevor Sie die Therapie oder den Heilpraktiker finden, die und der Ihnen helfen kann. Unser Gesundheitssystem geht bereits in die richtige Richtung, indem immer mehr Therapien wie Akupunktur bezahlt werden, in den USA manchmal auch Cranio-Sacral- und Hypnotherapie oder der Gang zum Chiropraktiker. Und doch kosten die wirksamsten Behandlungen manchmal gar nichts – wir müssen nur mit unserem Herzen und unserem Geist auf sie zugreifen.

Althergebrachte Praktiken wie Yoga und Meditation sind relativ kostengünstige Wege, um unseren Körper wieder in das

Gleichgewicht zu bringen. Die Wissenschaft hat belegt, dass es sich dabei nicht nur um spirituelle Praktiken handelt, sondern dass sie auch echte, quantifizierbare und positive physiologische Auswirkungen auf den Körper haben. Yoga stärkt das Gleichgewicht, die Ausdauer, die Gelenkigkeit, den Kreislauf und die Kraft und macht uns bewusster für Körper und Atmung. Meditation schärft den Verstand, baut Stress und Ängste ab und kann sogar unser Immunsystem stärken.

Meditation hat zweifelsohne mein gesamtes Leben verändert. Ich sehne sie so herbei wie eine schwangere Frau die Essiggurke, weil ich mit ihr all die Anspannung abwerfen kann, die sich in meinem Geist ansammelt. Wenn ich morgens meditiere, setze ich eine fried- und freudvolle Grundstimmung für den Tag. Ich erlernte 2007 Transzendentale Meditation und habe ein Fortgeschrittenenmantra erhalten, habe am Chopra Center in Kalifornien Urklangmeditation gelernt und habe zudem einen ganzen Ordner mit geführten Meditationen auf meinem Handy. Es gibt für Anfänger jede Menge Apps. Auf YouTube finden Sie kostenlose geführte Meditationen, wollen Sie sich aber ernsthaft mit einer bestimmten Meditationsart beschäftigen, dann sollten Sie in einem Zentrum einen Kurs belegen. Verstehen Sie den Ursprung, die wissenschaftlichen Aspekte und den Nutzen des Meditierens, werden Sie sich genau der Praktik verpflichten, die Ihnen am meisten nutzt.

Oft glauben Leute, ihr Verstand sei so aktiv oder analytisch, dass sie *niemals* meditieren lernen könnten. Wenn in meinem Kopf, einige Minuten nachdem ich die Augen geschlossen und mich auf meinen Atem oder mein Mantra fokussiert habe, noch Tumult herrscht, stelle ich mir meine Gedanken als ungezähmtes Ross vor. Ich flüstere ihm zu: »Nur die Ruhe, Mädchen, nur die Ruhe.« Dann nähere ich mich dieser wilden, unruhigen Stute mit diesen sanften Worten, bis sie sich beruhigt und ich ihren Kopf streicheln kann. So einfältig das klingen mag, solche Tricks helfen tatsächlich. Das Geheimnis ist, den Gedanken, die auftauchen, nicht zu widerstehen. Atmen Sie, lassen Sie die Gedanken kommen und gehen und kehren Sie ruhig zu Ihrem Mantra oder zur Beobachtung Ihres Atems zurück. Wenn Sie ein paar Mal meditiert haben, merken Sie, was bei Ihnen funktioniert. Aber wie alles, was es wert ist, getan zu werden, braucht Meditation Übung und Beharrlichkeit.

»Durch Meditation wirst du immer mehr du selbst.«
DAVID LYNCH

Die vielen Arten der Meditation

Meditation gibt es seit Tausenden von Jahren. Der Verstand plappert ununterbrochen, und generell möchte er uns ängstigen und einschränken. Der Verstand ist wunderbar, wenn Sie ihn als Werkzeug nutzen, aber er ist weniger toll, wenn er das Sagen hat. In der ersten Untersuchung von Meditation die einer meiner Mentoren machte, sagte Dr. Herbert Benson: »Sie sperrt den Flucht-oder-Kampf-Reflex weg, die Angstreaktion, und regt den Parasympathikus des Körpers an. Und das heilt.« Ganz grundlegend also befreit uns Meditation von Stress.

JOAN BORYSENKO, PHD

Man duscht oder badet morgens nach dem Aufstehen, weil man den Schmutz vom Vortag nicht mit in den neuen Tag nehmen will. Wenn man aber morgens aufsteht und als Erstes den Fernseher oder das Radio oder den Computer einschaltet oder die Zeitung liest, dann nimmt man den ganzen Stress der Welt in sich auf, man hat also den Körper gereinigt, der Geist aber trägt den ganzen Stress in sich. Deshalb ist eine Morgenmeditation so wichtig wie eine Dusche. Man reinigt seinen Geist, man reinigt sein Bewusstsein.

MARIANNE WILLIAMSON

Es gibt viele Arten der Meditation. Es gibt Meditationen, die Nachdenken über sich selbst beinhalten, wo man ruhig dasitzt und sich fragt: »Wer bin ich?« Es gibt Arten der Meditation, bei denen man sich selbst hinterfragt, bei denen man seine Überzeugungen anzweifelt. Eine dritte Art der Meditation nennt man heute Achtsamkeitsmeditation, eigentlich ein schreckliches Wort, denn man braucht den Geist nicht, wenn man Achtsamkeit übt. Einen Gedanken beachten ist nicht gleich mit dem Gedanken. Dann gibt es noch die sogenannte Transzendenz, die gewöhnlich eine Technik wie ein Mantra einsetzt. Das Mantra ist ein Klang, der im Wettbewerb mit den Gedanken steht und der Sie letztendlich an einen Ort bringt, an dem es keinen Gedanken und kein Mantra mehr gibt, sondern nur noch Bewusstheit. Indem wir diese Techniken üben, kommen wir nach und nach mit unserem Wesenskern oder Kernbewusstsein in Kontakt, das die spirituellen Traditionen oft die Seele nennen.

DEEPAK CHOPRA, MD

Ihre Hypophyse macht ganz außerordentliche Dinge, während Sie meditieren. Sie schüttet Oxytocin aus, Dopamin, Relaxin, Serotonin und Endorphine. Alles, was gut ist und was der Körper herstellen kann, wird ausgeschüttet, sobald diese spirituelle Verknüpfung hergestellt ist. Es gibt also tatsächlich diesen inneren Vorgang, den wir wie einen Lichtschalter anknipsen können. Wir können diese Lebenssäfte anschalten, wenn wir uns für einen Augenblick verbinden. Wir müssen nicht meditieren oder beten, es kann auch ein Spaziergang in der Natur sein, aber der Geist muss ruhig werden, die Atmung langsamer, und Sie müssen diesen unerschütterlichen Frieden spüren wollen.

KELLY TURNER, PHD

Wir führten bei einem unserer fortgeschrittenen Workshops eine kleine Untersuchung durch. Wir schnappten uns 120 Leute und wollten die zirkulierenden Cortisolspiegel und den Wirkstoff Immunoglobulin A, auch IgA, messen. Wir ließen sie viereinhalb Tage trainieren, und nach diesen viereinhalb Tagen maßen wir nach, ob es zu epigenetischen oder chemischen Veränderungen gekommen war, die die innere Arbeit verursacht hatte. Wir stellten bei einer Mehrheit der Leute reduzierte Cortisolspiegel fest, was bedeutet, dass es für sie nicht mehr nur ums Überleben ging und sie nicht mehr gestresst waren. Aber am bedeutendsten war, dass ihr IgA-Level von rund 51,5 auf 83 gestiegen war, was schon ziemlich hoch ist, bei manchen Leuten betrug er sogar mehr als 100. IgA ist der Hauptabwehrstoff gegen Bakterien und Viren. Er ist besser als jede Grippeschutzimpfung.

DR. JOE DISPENZA

Die Experten (und ich) stimmen alle überein, dass Meditation, wenn sie regelmäßig ausgeübt wird, eines der besten Mittel der physischen und spirituellen Transformation darstellt. Ein altes Zen-Sprichwort besagt: »Du solltest zwanzig Minuten am Tag meditieren. Es sei denn, du hast viel zu tun, dann solltest du eine Stunde lang meditieren.« Meditation beruhigt den Geist, lässt uns in unsere Herzen fallen und löst die mentale Spannung, die sich in unserem Leben angesammelt hat. Eine von Kelly Turners neun essenziellen Praktiken zur Heilung lautet: »Folgen Sie Ihrer Intuition.« Eine regelmäßige Meditationspraxis stärkt nicht nur Ihre Intuition, sie beruhigt auch das mentale Geplapper, sodass Sie Ihre innere Stimme hören können. Sie können Ihrer Intuition nur folgen, wenn Sie sie von den anderen Stimmen in Ihrem Kopf unterscheiden können!

Vorstellungskraft als Medizin

Das Beruhigen des Geistes trägt ganz sicher zur Heilung bei, zum Abbau von Stress und zur Verbindung mit der Intuition, es ist allerdings auch effektiv, den Geist ganz bewusst einzusetzen, um im Körper eine gewünschte Wirkung auszulösen. Selbst Albert Einstein, einer der größten Wissenschaftler unserer Zeit, glaubte von ganzem Herzen an die Kraft unserer Imagination, unserer Vorstellungskraft.

»Die Logik bringt uns von A nach B.
Die Vorstellungskraft bringt uns überallhin.«
ALBERT EINSTEIN

Wissenschaftliche Studien haben mittlerweile belegt, dass Visualisierung – also eine Form der Imagination – genutzt werden kann, um Menschen bei der Genesung zu unterstützen und sich von vielen Arten von Verletzungen und Erkrankungen zu erholen, insbesondere Schlaganfällen, Parkinson und Verletzungen des Rückenmarks. In einer Studie untersuchten Forscher der Universität Harvard Gehirnscans einer Versuchsgruppe, die zwei Stunden am Tag nur fünf Noten auf dem Klavier spielte, und das fünf Tage hintereinander. Sie fanden heraus, dass die Gehirnregion, die mit der Bewegung der Finger verbunden und für sie verantwortlich ist, wie ein Muskel wuchs. Erlernen oder üben Sie neue motorische Fähigkeiten, trainieren und verändern Sie jenen Teil des Gehirns, der mit den betroffenen Muskeln verbunden ist. Dieses Phänomen nennt man Neuroplastizität. Die Forscher untersuchten zudem eine Gruppe von Probanden, die gar nicht wirklich Klavier spielten, sondern sich nur vorstellten, dass sie diese fünf Noten anschlugen, und zwar ebenfalls zwei Stunden am Tag an fünf aufeinanderfolgenden Tagen. Ihre Gehirnscans waren identisch mit denen derer, die tatsächlich Klavier gespielt hatten. Die Kontrollgruppe, die weder gespielt noch imaginiert hatte, zeigte in den betreffenden Gehirnteilen keinerlei Veränderung.[15] Das beweist, dass Imagination nicht einfach ist. Und es erstaunt nicht, dass Einstein an sie glaubte.

Das Human Interface Lab der University of Washington entwickelte ein Forschungsprogramm, bei dem Menschen mit schweren Verbrennungen Virtual-Reality-Brillen trugen und ein Spiel namens SnowWorld spielten, während man ihre Wunden säuberte. Die Studie ergab, dass sich der Schmerz fast halbierte, wenn sich die Patienten in dieser imaginären, virtuellen Welt aufhielten. Die Verbrennungsopfer setzten sich die Brillen auf und tauchten in eine schöne und angenehme Welt voll Schnee ein, wo sie Punkte machten, indem sie Pinguine und Schneemänner mit Schneebällen bewarfen. So kann man Technik vielversprechend einsetzen, um unseren Geist zu erweitern und um die Visualisierung zu erleichtern, die zur Heilung oder zur Schmerzreduktion während der Heilung beiträgt.[16]

»Kein Medikament verfügt über so viel Heilkraft wie die Vorstellungskraft und die Energie, die es erzeugt.«

DR. HABIB SADEGHI

Krankheit in Wohlbefinden umwandeln

Hier ist eine einfache Imaginationsübung. Schließen Sie die Augen, gehen Sie zum Kühlschrank, öffnen Sie ihn, suchen Sie eine Zitrone, holen Sie die Zitrone heraus, legen Sie sie auf ein Schneidebrett, schneiden Sie sie in zwei Hälften, schauen Sie sie an, lassen Sie sich den Mund wässrig machen, strecken Sie die Zunge heraus und lecken sie an ihr. Dabei drehen Ihre Speicheldrüsen durch, und doch haben Sie sich die Zitrone nur vorgestellt. Zweifellos also wirkt sich unsere Vorstellungskraft auf unsere Physiologie aus.

JOAN BORYSENKO, PHD

Mehrere Jahre lang habe ich Geschichten und Zeugenaussagen gesammelt, habe ich mehrere Hundert Menschen befragt, die Visualisierung auf ihrem Weg zur Heilung eingesetzt haben. Erstaunlicherweise machen das fast 99 Prozent so: Sie erstellen sich ein inneres Bild ihrer Krankheit und verwandeln es in ein Bild des Wohlbefindens. Das genügt. Aus Krankheit wird Wohlbefinden, und das immer wieder. Hier ein paar Beispiele für diese Strategie: Menschen, die eine Chemotherapie machen, stellen sich die Chemikalien als winzige Piranhas vor, die am Tumor nagen. In ihrer Vorstellung sehen sie den Tumor, wie er von Mal zu Mal kleiner wird, bis er ganz verschwunden ist. Menschen, die bestrahlt werden, stellen sich die Strahlen als kleine Lichtblitze vor, die Stücke aus dem Tumor reißen, aber auch hier wird der Tumor immer kleiner, bis er ganz verschwunden ist. Einige Menschen verwenden die Strategie, indem sie sich den Tumor als Schneeball vorstellen, der in der Sonne wegschmilzt.

Arthritispatienten stellen sich vor, wie sie mit dem allerfeinsten Schmirgelpapier die Gelenke glätten, polieren und dann ölen,

damit sie elegant, glatt und wie geschmiert laufen. Menschen mit Herz-Kreislauf-Erkrankungen stellen sich einen Spaziergang mit einem Dampfstrahlreiniger durch ihre Arterien vor. Nachdem sie all den Müll von den Wänden gewaschen haben, fegen sie alles auf, schaufeln es in Mülltüten und tragen diese aus dem Körper heraus. Wie Sie sich Krankheit und Wohlbefinden vorstellen, bleibt dabei ganz Ihnen überlassen.
Sie schaffen es, wenn Sie es richtig anpacken.

DAVID R. HAMILTON, PHD

Die Kraft von gesetzten Intentionen

Beim Yoga, bei der Meditation und bei der Geistheilung ist oft vom bewussten Setzen einer Intention die Rede. Joe Dispenza erklärte mir, wie Intention oder Absicht wirkt. »Einer der Vorteile, Mensch zu sein, liegt darin, dass wir Gedanken wirklicher machen können als alles andere. Wir tun das eigentlich praktisch ununterbrochen. Unser Frontallappen ist unser Kreativzentrum, er macht rund 40 Prozent unseres Gehirns aus. In ihm imaginieren wir, spekulieren wir, erschaffen wir, planen wir, sind wir aufmerksam und beherrschen unsere emotionalen Reaktionen. Denken wir darüber nach, wie wir besser leben könnten, über Chancen in unserem Leben, dann schaltet sich dieser Gehirnteil ein. Weil er mit allen anderen Teilen des Gehirns vernetzt ist, ruft er wie ein Dirigent vergangene Erfahrungen und bereits erworbenes Wissen aus den unterschiedlichsten neuronalen Netzwerken auf und setzt sie zur Erschaffung einer Vision nahtlos zusammen. Das nennt man Absicht.«

Er erklärte mir dann, dass wir neue neuronale Netzwerke zu verknüpfen beginnen, die in neuen Sequenzen, neuen Mustern und neuen Kombinationen feuern, und somit unseren Geist verändern, weil unser Geist nichts anderes ist als unser Gehirn in Aktion. Ich setze ständig Intentionen – ich nehme mir vor, erfolgreich zu sein, Liebe zu finden, zu heilen –, und oft werde ich enttäuscht. Wie viele von Ihnen habe auch ich mir Vision Boards (Zielcollagen) erstellt und häufig Affirmationen meiner neuen Intentionen aufgesagt, und doch bin ich manchmal mit dem Kopf gegen die sprichwörtliche Wand gelaufen. Also: Wo ist der Haken? »Das Problem ist bloß, dass die wenigsten Menschen ihre Absicht an eine erhabene Emotion koppeln. In dem Augenblick, in dem Sie die künftige Wirklichkeit gegenwärtig spüren, nennt man die letztendliche Folge einer Erfahrung ein Gefühl oder eine Emotion. Durch dieses Gefühl denkt der Körper, er lebe bereits in der künftigen Wirklichkeit. Wiederholt man diesen Zyklus (Visualisierung mit einer erhabenen Emotion kombiniert) längere Zeit, dann befeuert und verdrahtet man neue Kreisläufe in neuen Weisen, und das Gehirn glaubt, es habe diese Erfahrung bereits erlebt. Die erhabene Emotion neigt dazu, dem Körper das Signal für die Selektion neuer Gene zu erteilen, um neue Proteine zu produzieren, die den Körper auf das Ereignis vorbereiten.

Joe fuhr fort: »Wie wir denken, handeln und fühlen, macht unsere Persönlichkeit aus. Und unsere Persönlichkeit erzeugt unsere persönliche Wirklichkeit. Wenn Sie über eine neue Möglichkeit nachdenken und Ihr Gehirn in neuen Sequenzen feuert, dann ist Ihr Gehirn nicht mehr ein Hüter des Vergangenen, sondern eine Karte in die Zukunft. Dann fangen Sie noch damit an, Ihre Zukunft emotional anzunehmen, bevor sie sich manifestiert hat. Sie warten also nicht ab, bis Sie geheilt sind, um sich wieder ganz zu fühlen, Sie warten nicht eine neue Beziehung ab, um sich geliebt zu fühlen, Sie warten nicht auf den Erfolg, um sich stark zu fühlen. Denn das wäre das alte Modell der Wirklichkeit mit Ursache und Wirkung. Das neue Modell dreht sich um die Ursache einer Wirkung, was bedeutet, dass Sie sich stark fühlen müssen, wenn Sie erfolgreich sein wollen. Wir müssen uns selbst lieben und das Leben lieben, damit die Liebe in unser Leben kommt. Sie müssen sich ganz fühlen, damit eine Heilung geschehen kann.«

Gregg Braden erzählte mir eine faszinierende Geschichte über die starke Verbindung einer Absicht mit einer erhabenen Emotion. Anfang der 1990er-Jahre erlebte die Wüste im Norden von New Mexico eine anhaltende Dürre. Es war die schlimmste seit hundert Jahren. Die Rinder litten, das Getreide verdorrte, es war verheerend. Ein indianischer Freund von Gregg, nennen wir ihn David, um seine Privatsphäre zu schützen, rief eines Tages an. Er fragte: »Hey Gregg, hast du Lust, mit mir an einen Kultplatz meiner Ahnen zu gehen, ins Medizinrad, und um Regen zu beten?» Das überlegte sich Gregg nicht zweimal.

Sie durchwanderten viele Hektar aromatischen Wüstensalbeis, die Art, die herrlich duftet, wenn die Knie die kleinen Blätter streifen. Sie erreichten schließlich das uralte Medizinrad, und David setzte sich, schnürte seine alten Stiefel auf und trat barfuß in die Mitte des Rades.

Er drehte sich weg, schloss die Augen und hielt die Hände einige Sekunden lang schweigend mit einem Gebetsmudra. Dann drehte er sich um, blickte Gregg an und sagte: »Mann, habe ich Hunger. Wollen wir was essen?« Gregg war schockiert – er hatte Gesang erwartet, Tanz, irgendeine Art Zeremonie. »Ich dachte«, meinte er, »du wolltest einen Regentanz aufführen.«

David erklärte ihm, dass es nie regnen würde, wenn er um Regen betete, weil wir in genau dem Augenblick, in dem wir um etwas bitten, dem Universum zu verstehen geben, dass es daran mangelt. Wir bestätigen also genau das, was wir eigentlich ändern wollen. Gregg fragte: »Wenn du nicht für Regen gebetet hast … was hast du dann gemacht?« »Als ich meine Augen schloss«, antwortete David, »spürte ich, wie es sich anfühlt, wenn es in unserem Pueblo regnet. Ich roch den Geruch, wie es riecht, wenn der Regen von den Adobewänden der Hütten abperlt. Ich spürte das Gefühl meiner nackten Füße im Schlamm. Der Schlamm ist da, weil es so viel regnet. Und ich gab ein Dankeschön der Dankbarkeit und eine Wertschätzung des Regens, der schon gefallen war.«

Sie fuhren in die nächste Stadt, Taos, zum Mittagessen. Als Gregg nach Hause zurückfuhr, erblickte er etwas, das er schon lange nicht mehr gesehen hatte: Große dunkle Wolken hingen über den Sangre de Cristo Mountains. Als die Nacht hereinbrach, begann es zu regnen. Es regnete die ganze Nacht und den nächsten Morgen und bis zum Nachmittag. Es regnete so viel, dass die Felder und die Straßen überschwemmt waren, dass die Rinder sozusagen gestrandet waren. Gregg rief David an und meinte: »Sag mal, David, was ist denn nun los? So ist es auch nicht gut. Alles steht jetzt unter Wasser.« David schwieg einen Augenblick und sagte dann: »Gregg, diesen Teil des Gebetes haben auch meine Ahnen nie herausgefunden. Es bringt Regen, aber man kann nie genau sagen, wie viel.«

Natürlich weiß niemand, ob Davids Gebet den Regen erzeugte. Gregg aber fand eine hohe Korrelation zwischen der Zeit, als das Gebet durchgeführt wurde, und dem Auftauchen der Wolken, die in jenem Landstrich seit Monaten nicht mehr gesichtet worden waren. Gregg betrachtete den Wetterbericht – der Jetstream kam von Westen, und genau als er sich Wyoming näherte, wich er nach Süden nach Colorado und New Mexico aus, bog ab und erschien exakt über dem Ort, wo es geregnet hatte. Der Meteorologe konnte auch nicht mehr sagen als: »Huch!«

Ist es denn möglich, dass die von Herzen empfundene Dankbarkeit eines Mannes sich so stark auf unsere physische Umwelt auswirkt? Und was sagt das über unsere Fähigkeit aus, unsere physische Heilung zu beeinflussen? Das lässt mich Gebete in einem ganz neuen Licht sehen!

»Die Mühe endet dort,
wo die Dankbarkeit beginnt«
NEALE DONALD WALSCH

Die Schwingung der Dankbarkeit

Dankbarkeit ist eine mächtige kreative Kraft und ein gutes Mittel, um aus der Angst herauszukommen. In den Zustand der Dankbarkeit zu gelangen klingt zwar gut und schön, aber es ist leichter gesagt als getan, wenn man mit etwas Schrecklichem konfrontiert wird. Ich weiß selbst, wie schwer es mir fällt, positiv zu denken oder dankbar zu sein, wenn ich krank bin oder Schmerzen habe, weil der Schmerz oder die Übelkeit oder die Schwäche mich so ganz einnehmen. Das stimmt natürlich, und dennoch können wir jederzeit etwas finden, wofür wir dankbar sein sollten, selbst in der finstersten Stunde. Auch wenn es sich um etwas so Einfaches handelt wie die Tatsache, dass das Herz schlägt. Damit kann man beginnen. Die Schwingung der Dankbarkeit ist genauso stark, wenn man sich für einen Cent bedankt, wie dann, wenn man für eine Million Euro dankbar ist. Und wie alles Wichtige braucht das Übung.

Mit Dankbarkeit transzendieren

Ist jemand beim Arzt und hört die Diagnose rheumatoide Arthritis oder MS oder Krebs oder Diabetes, dann erlebt er gewöhnlich ein Gefühl von Angst oder Trauer. Da kann er noch so positiv denken und sich sagen: »Ich werde die Krankheit besiegen!«, spürt er aber diese Angst, dann gelangt der positive Gedanke nie vom Stammhirn in den Körper, weil er nicht mit dem emotionalen Zustand des Körpers übereinstimmt. Man muss diesen Menschen dazu bringen, seinen emotionalen Zustand zu ändern und in einen Zustand der Dankbarkeit zu gehen. Warum Dankbarkeit? Nun, weil wir gemeinhin dann dankbar sind, wenn uns etwas geschenkt wurde.
Bedanken Sie sich in einem Zustand der Dankbarkeit, dann glaubt Ihr Körper, er erhielte etwas, weil die emotionale Signatur der Dankbarkeit bedeutet, dass es bereits geschehen ist. Je mehr wir also fühlen, dass unsere Heilung bereits geschehen ist, dass wir uns bedanken, weil wir bereits gesund werden, lösen wir in unserem Körper das Wachstum der Nervenzellen aus, die sich mit dem Gehirn verbinden, das daraufhin die chemischen Wirkstoffe ausschüttet, die diese Heilung spiegeln.

DR. JOE DISPENZA

Tipp zur Dankbarkeit

Werden Sie sich bewusst, wenn Ihre Gedanken abschweifen, und bringen Sie sie zur Dankbarkeit zurück. Das alleine ist bereits eine Art der Meditation. Erstellen Sie eine Liste der Dinge, für die Sie dankbar sind, und bedanken Sie sich für das, was Sie noch brauchen, so, als hätten Sie es bereits. Sie könnten zum Beispiel sagen: *Ich bin so dankbar für meine hundertprozentige*

Gesundheit und genügend Kraft, sodass ich wieder mit meinen Kindern spielen kann. Oder: *Ich bin so dankbar, dass ich geheilt bin, keine Medikamente mehr brauche, dass ich keine Schmerzen mehr habe.* Diese Gedanken begleiten Sie visuell mit dem Anblick, wie es aussehen wird, Sie spüren das Gefühl der Dankbarkeit und der Freude, so, als sei alles längst geschehen. Es existiert ja bereits im Feld der unbegrenzten Möglichkeiten. Nach den Experten in diesem Buch und den traditionellen Weisen tragen Dankbarkeit und Glaube dazu bei, diese Erfahrung heraufzubeschwören.

»Darum sage ich euch:
Alles, was ihr bittet in eurem Gebet,
glaubet nur, dass ihr's empfangen werdet,
so wird's euch werden.«
MARKUS 11:24

Durch meine katholische Erziehung lernte ich, an die Lehren der Bibel zu glauben, besonders an den Vers in Matthäus 18: 20: »Denn wo zwei oder drei in meinem Namen versammelt sind, da bin ich mitten unter ihnen.« Ich glaube fest daran, dass das bedeutet, dass, wenn zwei oder mehr Menschen gemeinsam für etwas beten, die Macht des Gebetes sich verstärkt. Ein Beispiel dafür ist Elizabeths Erfahrung in der Notaufnahme, als sie erwachte und feststellte, dass gerade Hunderte von Leuten auf Facebook gleichzeitig für sie beteten.

2008 nahm ich an einem Kurs am Agape International Spiritual Center teil, den Dr. Michael Bernard Beckwith abhielt. Er erzählte uns eine Geschichte, an die ich immer noch denken muss. Er sprach über seine Begeisterung angesichts von Remissionen und Heilungen in hoffnungslosen Fällen – bei denen es aber, aus welchen Gründen auch immer, zu einer Regeneration kam. Eines der Beispiele, die er anführte, handelte von einer Frau, die ihre Mitschüler um Gebete bat, damit sie auf der Liste der Empfänger einer neuen Niere nach oben rückte. Dr. Beckwith fragte sie: »Warum heilen wir stattdessen nicht einfach Ihre vorhandene Niere?» Sie antwortete: »Nein, die Ärzte haben mir gesagt, die Krankheit sei sehr selten und unheilbar.«

Die Frau stritt mit Dr. Beckwith, wofür gebetet werden sollte, bis er ihr folgende Übung vorschlug. Er fragte die Klasse: »Wie viele von euch sind heute Morgen aufgewacht und haben sich dafür bedankt, dass ihre Nieren funktionieren?« Niemand meldete sich. Er trug ihnen dann auf, sich an diesem Tag jedes Mal, wenn sie zur Toilette gingen, für ihre Nieren zu bedanken und für die Frau zu beten, dass ihre Nieren heilten. Zu der Frau sagte er: »Ich will, dass Sie an alle Ihre Organe denken, die heil sind, und sich dafür bedanken.« Er gab ihr auf, jeden Tag den Abschnitt über die Nieren in dem Gesundheitsbuch *The Science of Mind und Spirit* zu lesen, dann sagte er: »Während Sie sich für Ihre anderen Organe und Körperteile bedanken, halten Sie sich die Option der Heilung offen. Vielleicht klappt es, vielleicht nicht. Ich klammere mich nicht daran.«

Etwa dreißig Tage später traf sich die Klasse wieder, und die Frau konnte berichten, dass ihre Nieren spontan wieder die Arbeit aufgenommen hätten. Sie brauchte nun keine Organspende mehr. Dr. Beckwith berichtete, dass diese Erfahrung ihr den Mut verlieh, einen gesünderen Lebensstil anzunehmen, und dass heute, mehr als ein Jahrzehnt später, ihre Nieren immer noch funktionierten. Diese Geschichte verknüpft die Arbeit mit der Dankbarkeit, von der Joe Dispenza und Gregg Braden sprachen, mit dem Konzept der Gemeinschaft von zweien oder dreien. Gruppenintention und -gebete stärken und kräftigen eine Vision!

Die Macht des Gebets

Wie kann sich mein Gebet, meine Meditation, wie können sich meine liebevollen Gedanken der Dankbarkeit und Wertschätzung überhaupt auf die Heilung eines Menschen direkt neben mir oder irgendwo auf der Welt auswirken? Tatsächlich sind wir alle durch das Phänomen der Verschränkung miteinander eng verknüpft. Verschränkung ist ein physikalischer Fachbegriff, er bedeutet, dass die »Messergebnisse bestimmter Observablen verschränkter Teilchen korreliert sind, das heißt nicht statistisch unabhängig, auch wenn die Teilchen weit voneinander entfernt sind.« Die Entfernung kann Meilen oder Lichtjahre betragen, dennoch sind Teilchen, die einmal getrennt wurden, immer noch energetisch miteinander verbunden. Warum ist das von Bedeutung? Weil wir, wenn wir immer weiter zurück in der Zeit reisen, zu einem Punkt kommen, als Sie, ich und die Erde eins waren, bevor es zum Urknall kam, zur ersten großen Freisetzung von Energie. Als er sich ereignete, trennten sich die Teilchen physikalisch voneinander, blieben aber energetisch verbunden. Wir sind ein Teil der Erde und ein Teil voneinander; und das ermächtigt Sie und das ermächtigt mich, an der Heilung unserer Körper teilzunehmen und an der Heilung der Körper unserer Verwandten und Bekannten, und zwar auf eine Art und Weise, die die Wissenschaft gerade erst zu verstehen beginnt.

GREGG BRADEN

Der Glaube ist ein Teil des Bewusstseins. Da sagen die Menschen, nun, mir fehlt der Glaube. Tatsächlich aber glaubt jeder an etwas. Entweder haben Sie den Glauben an eine Möglichkeit oder Sie haben den Glauben, dass es eine solche Möglichkeit nicht gibt. **In vielerlei Hinsicht glauben wir mehr an die Macht**

> des Krebses, uns umzubringen, als wir an die Macht Gottes glauben, an die Macht der Wunderheilungen, die Macht der unbegrenzten Möglichkeiten, die Macht einer Kraft, die mehr darstellt als das Offensichtliche und leicht Begreifbare und die die Macht der Krankheit unterbrechen kann.
>
> MARIANNE WILLIAMSON

Joe Dispenza lehrt Gruppenintentionen bei seinen Heilworkshops für Fortgeschrittene. Die Teilnehmer üben zu meditieren und dabei »über sich selbst hinauszugehen«, sie erzeugen eine Herz-Hirn-Kohärenz mit erhabenen Gefühlen. Nach einer Woche bilden sie Achtergruppen. Jede dieser Gruppen setzt sich im Kreis um denjenigen, der der Heilung am dringendsten bedarf. Diese Aufstellung der Gruppen nennen sie liebenswerterweise den »Käfig«. Die Menschen, die einen Käfig der Heilung bilden, werden durch eine Meditation geführt. Haben sie ihren Geist beruhigt und Herz und Gehirn in den schönen Zustand der Kohärenz gebracht, senden sie ein zusammenhängendes Energiefeld an den Menschen in ihrer Mitte aus.

Joe hat bei diesen Gruppenheilungen einige bemerkenswerte Ergebnisse erlebt. Menschen erhoben sich aus Rollstühlen, Krebs im Stadium IV wurde geheilt, sichtbare Tumore lösten sich in Luft auf usw. Und man braucht nur zehn Minuten, um dem Betreffenden Energie zu senden. Joe berichtete mir: »Wenn man einmal eine dramatische Heilung miterlebt, ist es ein Wunder, bei zwei Mal spricht man von Zufall, wir aber beobachten jedes Mal, dass Menschen ohne ein externes Mittel unmittelbar in den gesunden Zustand zurückversetzt werden. Die Energie genügt. Und weil sich das wieder und immer wieder ereignet, muss es eine wissenschaftliche Erklärung dafür geben.« Er erzählt mir von der Forschung des verstorbenen Wissenschaftlers Harold Saxton

Burr von Yale und seinen Entdeckungen beim elektromagnetischen Feld lebender Organismen. Burrs Forschungen kamen zu dem Schluss, dass nicht die Materie ein Feld erzeugt, sondern dass die Signatur des Feldes die Materie organisiert und verändert. Sie verändern also das Feld und dadurch die Materie.

Noch faszinierender ist aber, dass auch die Leute, die Intention und Energie aussenden, tief greifende Heilung erleben, weil sie ihre Energie in hochschwingende, kohärente Zustände transformieren. Welch eine beeindruckende Bestätigung des berühmten Ausspruchs des heiligen Franz von Assisi. »Beim Geben empfangen wir.«

......

Verschränkung, Quantenphysik und Heilige Schriften wie die Bibel haben ihre jeweils eigene Erklärung, warum Gebete und Intention funktionieren. Menschen weltweit pilgern zu heiligen Orten, um von Energiewirbeln, Heilern, Mystikern und Weihwasser geheilt zu werden. Nehmen wir das Wasser von Lourdes zum Beispiel, die heiligen Stätten in Indien oder die Pilgerorte anderer Religionen. Ich denke, wir werden nie erfahren, ob es die Kraft des Glaubens ist oder der Placeboeffekt, der heilt, oder ob Gott tatsächlich ein Wunder vollbringt. Ich weiß aber, dass sich dort, wo Ihr Glaube am stärksten ist, Ihre größte Heilung ereignen wird.

Ob man an die Medizin glaubt, an Gott oder an die unglaublichen Selbstheilungskräfte des Körpers, Sie sollten immer die Behandlung wählen, an die Sie am stärksten glauben. Für einige ist das die Entscheidung für eine Chemo und Bestrahlung (obwohl ich vorschlage, dass Sie sich die neun grundlegenden Heilfaktoren betrachten, um zunächst mentale, emotionale und spirituelle Aspekte zu heilen, und zwar vor, während oder nach Ihrer konventionellen Behandlung). Für andere kann es bedeuten, einen stressigen Arbeitsplatz zu kündigen, an einen heiligen Ort zu pilgern oder einen der Workshops für fortgeschrittenes Heilen zu besuchen, von denen in diesem Buch bereits die Rede war.

Folgen Sie Ihrem Herzen, hören Sie auf Ihre Intuition, und Sie werden nie auf Abwege geraten. Wie uns Marianne Williamson sagt: »Fragen Sie Ihr Herz, und Sie brauchen keine Bücher mehr.«

»Was du suchst, sucht auch dich.«

RUMI

Fazit aus Kapitel 7

Traditionelle Praktiken wie Yoga und Meditation sind kostengünstige Methoden, um unsere Körper wieder ins Gleichgewicht zu bringen. Die Wissenschaft belegt, dass es sich dabei nicht nur um spirituelle Praktiken handelt, sondern dass sie zudem echte, quantifizierbare und nützliche physiologische Wirkungen auf den Körper haben.

Es gibt viele Arten der Meditation. Übt man sie regelmäßig, handelt es sich um eines der stärksten Mittel der physischen und spirituellen Transformation.

Visualisierung oder der Einsatz der Imagination kann zur Genesung von Menschen bei allen Arten von Verletzungen und Krankheiten verwendet werden und ebenfalls zur Schmerzreduktion.

Die Kombination von Absicht (Intention) mit erhabener Emotion erschafft ein neues Modell, das eine Wirkung erzeugt, um ein Ergebnis zu manifestieren. Sie müssen sie zuerst ganz spüren, damit sich Heilung ereignen kann.

Dankbarkeit ist eine mächtige kreative Kraft und das ideale Mittel, um aus der Angst herauszukommen. Je mehr wir erleben, dass sich unsere Heilung längst ereignet hat, desto stärker können unsere Körper die Verbindungen knüpfen, die diese Heilung spiegeln.

Wo immer Ihr Glaube am stärksten ist, erleben Sie Ihre größte Heilung.

Wir sind alle miteinander vernetzt, sind Teile voneinander, und das ermächtigt uns, unsere Körper gegenseitig zu heilen. Gruppenintentionen und -gebete haben eine geballte und stärkere Wirkung.

Schlussfolgerung

Unsere Körper regenerieren sich ununterbrochen. Wir sehen das ganz deutlich bei Babys, die rasch vom Kleinkind zum Jugendlichen heranwachsen. Wir sehen, wie unsere Haare wachsen und unsere Fingernägel, wie unsere Haut bei kleinen Kratzern heilt. In der Tat erfährt unser Körper ohne Unterlass neues Wachstum und Wiedergeburt von innen heraus. Die Skelettzellen sterben und wachsen beständig neu, es braucht etwa zehn Jahre, bis sich das gesamte Knochengerüst erneuert hat. Ihr Magen und die Darmwand werden wegen des hohen täglichen Verschleißes durch die Verdauung alle fünf Tage ersetzt. Alle zwei bis vier Wochen erhalten wir einen neuen Satz Hautzellen. Leberzellen werden alle 300 bis 500 Tage ausgetauscht, die roten Blutkörperchen alle 120 Tage.

Wenn alle die alten Zellen sterben und durch brandneue und gesunde Zellen ersetzt werden, warum leiden wir dann überhaupt unter chronischen Erkrankungen und Krankheiten?

Die Antwort liegt in unserem Bewusstsein. Unsere neuen, gesunden Zellen reagieren auf unsere Einstellung, auf die Emotionen und Überzeugungen, die wir bezüglich unseres Körpers und unseres Lebens hegen. Denken Sie daran, was uns Bruce Lipton über unsere Wahrnehmung des Lebens und die innere Umwelt beigebracht hat, die wir für unsere Zellen erzeugen. Sagen wir unseren neuen Zellen: »Ich bin ja so krank«, oder:

»Ich habe Krebs«, dann passen sich – vereinfacht gesagt – die neuen Zellen dieser Chemie an und verhalten sich entsprechend. Wir müssen damit beginnen, unseren Zellen eine neue Geschichte zu erzählen. Wir müssen Etiketten wie »Ich bin krank« oder »Ich habe Krebs« ablösen und dürfen unsere Diagnose nicht weiter bestätigen. Das ist leichter gesagt als getan, denn wenn wir Angst haben, fixiert sich unser Geist auf den schlimmstmöglichen Fall, und es fällt uns schwer, aus der Identifikation mit unseren gegenwärtigen Umständen auszubrechen. Begreifen wir aber, dass alles Energie ist, auch die Worte, die wir sprechen, und die Gedanken, die wir haben, dann können wir uns andere Möglichkeiten vorstellen und eine neue Geschichte erzählen.

Den Zellen eine neue Geschichte erzählen

Worüber Sie nachdenken, worüber Sie sprechen, das erschaffen Sie für sich selbst. Ihr Körper erzeugt jeden Tag neue Zellen. Sagen Sie Ihrem Körper endlich nicht mehr, was Sie nicht wollen, sondern was Sie wollen, und sehen Sie zu, wie es geschieht. Lassen Sie sich von niemandem ein Etikett aufkleben, auf dem steht: »Ich habe Krebs«, oder: »Ich habe MS«, und das dann jeden Tag als Tatsache bekräftigen. **Wenn Ihnen das nicht passt, reißen Sie das Etikett ab.** Schließlich ist es Ihr Körper. Wenn Sie morgens aufwachen, begrüßen Sie alle Ihre neuen Zellen. »Ich danke euch für mein perfektes, gesundes Leben. Mein Körper ist stark und gesund. Ich bin dankbar, ich bin die Fülle.«

ROB WERGIN

Denken Sie stets daran, dass Ihr Körper arbeitet. Tatsächlich arbeitet das Universum ununterbrochen, es steht nie still, außer vielleicht in einem Museum. Der griechische Philosoph Heraklit sagte: »Wir steigen in denselben Fluss und doch nicht in denselben, wir sind es und wir sind es nicht.« Sie können auch nicht zwei Mal in denselben Körper steigen – weil in jedem Augenblick, in dem wir essen, atmen, verdauen, metabolisieren, einatmen, ausatmen, denken und die Welt erleben, unser Körper arbeitet. Wenn Sie Ihren Körper verändern wollen, dann müssen Sie über die Ebene jenseits der Erinnerung hinausgehen und neue, freudvolle Erinnerungen einführen, die die traumatischen überstrahlen. Dann haben Sie die Möglichkeit, Ihren Körper neu zu erfinden. Sie erfinden Ihren Körper neu, wenn Sie die Seele auferstehen lassen. Es gibt keinen anderen Weg.

DEEPAK CHOPRA, MD

Wenn unsere Überzeugungen bezüglich des Zustands unseres Körpers und die negativen Etiketten, die wir in unserem Geist immer wieder neu bestätigen, tatsächlich unsere neuen Zellen programmieren, die jeden Tag in unserem Körper zur Welt kommen, dann können wir theoretisch eine Krankheit in ein chronisches Leiden umwandeln. Eignen wir uns aber ein neues Glaubenssystem an, wie es zum Beispiel Anita Moorjani tat (siehe Kapitel 2), dann programmieren diese neuen Überzeugungen ganz natürlich die neuen Zellen auf neue Weise, und unser Körper lebt eine neue Geschichte. Wie schnell kann sich eine solche Verlagerung ereignen?

Ein Weg, die negativen Etiketten abzuziehen, den Schmerz, die gegenwärtigen Einschränkungen, besteht darin, auf unser Gefühl von Liebe und Dankbarkeit zuzugreifen und vermehrt freudvolle Erinnerungen zu erzeugen, die stärker sind als die Traumata der Vergangenheit. Eine gute Methode dazu ist, wenn wir uns wieder nach unserem Lebenszweck ausrichten. Hören Sie auf den Ruf Ihres Herzens und folgen Sie ihm. Machen Sie all das, was Sie zur Seite geschoben haben, um zu arbeiten, den Verpflichtungen des Lebens nachzukommen und die Erwartungen der anderen zu erfüllen. Viel zu oft warten die Menschen, bis sie mit einer lebensbedrohlichen Situation konfrontiert sind, bis sie ihre stressige Stelle kündigen, mehr Zeit mit ihrer Familie verbringen, die kleinen Wunder der Welt zu schätzen lernen, das tun, was ihr Herz tanzen lässt, und das Beste aus ihren »letzten Tagen« machen. Und das ist dann genau der Augenblick, in dem ihre spontane Heilung beginnt.

Warten wir nicht ab, bis wir eine verheerende Diagnose erhalten, um unser inneres Unbewusstes anzuzapfen und das Leben zu leben, für das wir geschaffen wurden! Wir können jeden Tag Entscheidungen treffen, seien es große oder kleine, die es uns möglich machen, unseren Geist, unser Herz und unsere Seele mit dem physischen Körper zu verbinden und ein Leben voller Bedeutung zu führen. Ob Sie mit einer schlimmen Diagnose konfrontiert sind, gegen unangenehme Symptome ankämpfen oder einfach Ihr Bestes tun wollen, um künftige schwere Erkrankungen zu verhindern, achten Sie darauf, welche Geschichten Sie Ihrem Körper erzählen. Nehmen Sie sich Zeit für sich selbst, achten Sie auf das, was Ihr Körper Ihnen sagt. Hören Sie ab jetzt auf die innere Stimme, auf Ihre Intuition, und denken Sie daran, dass auch Ihre Zellen zuhören. Das ist am Anfang sicher seltsam, aber wie jeder Transformationsprozess braucht es Übung und Entschlossenheit. Unser Geist fällt leicht in die Schleife des negativen, angsterfüllten Denkens zurück, wir müssen also jeden Tag die Zügel ergreifen und unseren Geist lehren, in die positive Richtung zu gehen, die wir uns wünschen. Nur dann folgen uns unsere Biologie und unsere Zellen.

Jeder heilt unterschiedlich schnell. Doch erzählte mir David Hamilton eine faszinierende Geschichte, die zeigt, wie schnell und machtvoll unser Bewusstsein auf unsere Physiologie einwirken kann. Es gibt eine psychologische Erkrankung namens dissoziative Identitätsstörung, die früher multiple Persönlichkeitsstörung genannt wurde. Spaltet sich ein Mensch mit dissoziativer Identitätsstörung in eine völlig andere Teilpersönlichkeit ab, wird diese Abspaltung manchmal durch echte und augenblickliche Veränderungen in der Biologie begleitet. In einem bekannten Fall gab eine Frau mit dissoziativer Identitätsstörung an, eine ihrer Teilpersönlichkeiten sei allergisch gegen Orangensaft. In Gegenwart eines Psychiaters bekam sie nach dem Trinken von Orangensaft Nesselausschlag auf dem Arm, eine allergische Reaktion. Und als sie vor dem gleichen Psychiater eine andere Teilpersönlichkeit war, die nicht gegen Zitrusfrüchte allergisch war, verschwand der Ausschlag augenblicklich.

Joe Dispenza lehrt uns, dass unsere Persönlichkeit eine Folge unserer Überzeugungen, unserer Wahrnehmung und unserer persönlichen Wirklichkeit ist. Wie David Hamilton erklärt, können unsere Überzeugungen so machtvoll sein, dass sie wahrhaft unglaubliche Dinge möglich machen, und das in einem Augenblick.

......

Welche Etiketten tragen Sie, die Informationen an die Zellen geben? Welche neue Geschichte können Sie ihnen erzählen? Überlegen Sie sich drei Affirmationen, die Sie sich jeden Morgen als Erstes vorsagen, etwa: Ich fließe über vor Freude. Ich fühle mich voller Energie und lebendig. Ich bin schön und dankbar für meine perfekte Gesundheit.

In diesem Buch habe ich umrissen, wie Traumata, negative Emotionen und unbewusste Überzeugungen Krankheiten auslösen können. Deshalb braucht es einen holistischen Ansatz bei der Heilung. Doch, so könnten Sie sich fragen, wie steht es eigentlich mit Kindern, die bereits krank zur Welt kommen oder schon in jungen Jahren erkranken? Ihre Probleme können ganz sicher keine Folge von akkumuliertem Stress oder nicht verarbeiteten Traumata oder machtlos machenden Überzeugungen sein. Warum werden unschuldige Kinder krank? Warum überhaupt jemand krank wird, entzieht sich unserer Kenntnis. Ist das karmisch? Ist es Schicksal? Hat man sich für diesen Weg entschieden, noch bevor man auf die Welt kam, weil man seine Seele entwickeln wollte? Oder liegt die Ursache beim Stress, bei den Umweltgiften oder negativen unbewussten Überzeugungen der Eltern, als sich das Kind noch im Bauch der Mutter befand?

Warum erkranken unschuldige Kinder?

Aus der spirituellen Perspektive sehe ich, dass sich viele Menschen dafür entscheiden, auf die Welt zu kommen, auch wenn sie wissen, dass es nicht einfach für sie werden wird. Sie kommen, um anderen bei der Erweiterung ihrer Bewusstheit zu helfen und eine höhere Evolutionsstufe der Seele zu erlangen, sowohl individuell wie kollektiv, als Gesellschaft. Es ist also falsch, wenn wir denken: »Ach, dieser Mensch kam mit einer Krankheit zur Welt, was lief da falsch?« Viele dieser Leute haben ganz besondere Talente. Auf einer anderen Ebene leidet ein Baby, das heute geboren wird, an mehr Toxinen als je zuvor.

DR. MICHAEL B. BECKWITH

Wir wissen genau, denn das ist kein Geheimnis, wo ein Großteil des Krebses herkommt. Er hat mit Chemikalien im Essen zu tun, mit Chemikalien in der Luft, mit Chemikalien in der Erde.

Hat also das menschliche Bewusstsein das geschaffen? Natürlich, aber nicht notwendigerweise auch das Bewusstsein des Menschen, der dann an Krebs erkrankt.

MARIANNE WILLIAMSON

Und genau hier überschreiten wir die Grenze zwischen Wissenschaft und Spiritualität mit Worten wie Karma oder Schicksal oder Bestimmung. Ich weiß ohne jeden Zweifel, dass – ist ein Kind erst einmal auf die Welt gekommen – sein Körper, seine Zellen und seine DNA auf die Umwelt reagieren und auf die Umgebung, die wir ihm geben. Wir haben zu lernen, wie wir die Umwelt und die Bedingungen bestmöglich gestalten.

GREGG BRADEN

Worum es auch immer geht: Liebe, Überzeugung und Bewusstheit sind die Schlüsselfaktoren, um ein Kind heilen zu lassen. Kinder laden in der Zeit zwischen der Geburt und dem siebten Lebensjahr die unbewussten Überzeugungen und Verhaltensweisen der Erziehenden herunter. Wir sollten immer auf die Ängste und die Worte achten, die wir in ihrer Gegenwart äußern. Wir müssen uns weiterbilden und dieselben Mittel und Prinzipien anwenden, als würden wir uns selbst diagnostizieren. Wir sollten alles tun, um sie zu stärken, und zwar nicht nur ihr Immunsystem, sondern auch ihren Glauben an ihre Möglichkeiten. Kinder sind der Geisterwelt sehr viel näher als wir, sie verfügen über eine außerordentlich starke Vorstellungskraft – und wir sollten dazu beitragen, dass sie Zugang zu dieser Kraftquelle finden.

Was können Sie tun, wenn jemand, der Ihnen nahesteht, eine schlimme Diagnose erhält oder an einer chronischen Krankheit leidet? Ich befragte die Experten, wie wir als Angehörige denen helfen können, die Führung und Unterstützung brauchen.

Heilung durch Unterstützung der Umwelt

Ich hatte erwartet, dass stärkere Unterstützung durch die Umwelt einer der neun grundlegenden Faktoren der Radikalremission sein würde. Ich erwartete, dass mir die Menschen sagten, sie hätten die Liebe ihrer Freunde und Familien gespürt. Ich hatte aber nicht erwartet, wie sehr sie betonen würden, dass es zur Heilung ihrer Körper beigetragen hätte. Es ist natürlich schön, wenn man von den Freunden und der Familie geliebt wird, vom wissenschaftlichen Standpunkt aus aber war nicht klar, wie das zur körperlichen Heilung beitragen sollte. Sie äußerten sich allerdings eindeutig: »Das half meinem Körper, den Krebs zu bekämpfen.« Ich forschte weiter nach und suchte nach randomisierten Studien und fand heraus, dass es tatsächlich stimmte.

Wenn Sie merken, dass die Menschen Sie stützen, Sie halten und Ihnen bei diesem Prozess helfen, und wenn Sie diese Menge an Liebe spüren, dann trägt das zur körperlichen Heilung bei. Denn sobald Sie glauben, dass Ihnen die Menschen Liebe senden, reagieren Sie mit Oxytocin, und eine solche Oxytocinreaktion ist assoziiert mit einer Zunahme der weißen Blutkörperchen, und die Immunreaktion geht durch die Decke. Wenn Sie für jemanden einkaufen oder ihm eine E-Mail schicken, in der steht: »Ich denke an dich«, dann helfen Sie in der Tat, einen lieben Menschen zu heilen. **Viele Ergebnisse meiner Forschungen belegen, dass wir viel mehr Macht über unser Leben und unsere Gesundheit haben, als wir uns bisher vorstellen konnten. Wir sind nicht hilflos.** Selbst Kleinigkeiten tragen wirklich dazu bei, bei geliebten Menschen das Immunsystem zu stärken, und genau das brauchen sie, um gesund zu werden.

KELLY TURNER, PHD

Wir wissen heute, dass Menschen, die Selbsthilfegruppen oder spirituelle Gruppen besuchen, nach der Diagnose einer lebensbedrohlichen Krankheit im Durchschnitt doppelt so lange leben. Wir wissen, dass Menschen, für die gebetet wird, die Intensivstation schneller verlassen können. Das Wichtigste, das wir meiner Meinung nach alle für uns begreifen sollten, ist unsere Fähigkeit der Empathie und des Mitleidens. Zuerst sagt man, wie leid einem das tut. Ein Mensch, der gerade die Diagnose Krebs gehört hat, braucht keine Vorträge. Es ist interessant, dass der Heilige Geist, die natürliche Intelligenz nie fragt: »Was soll ich tun, was soll ich sagen?« Er sucht zuerst die Gegenwärtigkeit der Liebe und des Mitleidens im Leben der betroffenen Person. Wenn Sie etwas sagen müssen, verrät Ihnen eine innere Stimme schon, was das sein könnte. Vielleicht empfehlen Sie diesem Menschen ein Buch oder laden ihn zu einem Meditationskurs ein. Vielleicht erzählen Sie ihm auch eine Geschichte.
Manchmal hilft es einem Menschen, der gerade eine schlimme Diagnose erhalten hat, wenn Sie sich zu ihm setzen, während er weint, oder wenn Sie mit ihm weinen. Gehen Sie mit diesen Menschen in den Zustand des Eins-sein. Worte sind Symbole. Sie könnten seine Hand halten. Oder Sie sagen: »Ich begleite dich zur Chemo.«

MARIANNE WILLIAMSON

Ich wurde von meinen Eltern, die einer langen Reihe von frommen Kirchgängern entstammten, katholisch erzogen. In meiner Kindheit faszinierten mich die biblischen Erzählungen von Jesus, der Leprakranke heilte und zahlreiche Wunder wirkte. Ich weiß, dass die Vorstellung der Wunderheilung in allen religiösen Überzeugungen vorkommt. Heilen ist eine genuin spirituelle

Praxis, die keine Religion und keine Medizin alleine beanspruchen kann. Es gibt eine unbestreitbare Verbindung zwischen dem Metaphysischen und dem Spirituellen.

Hinter die Illusion sehen

Wunder sind eine Folge der Überzeugung. Als Jesus den Leprakranken ansah, durchschaute er den Schleier der Illusion. Das heißt, er transzendierte die bloße Wahrnehmung des physischen Körpers. Er entwickelte, was man die Vision des Heiligen Geistes nennen könnte, als er sich den Menschen ansah und dabei weiter schaute als auf den Körper, darum geht es bei der Vergebung. Metaphysisch wird hier gesagt, dass der Geist wirklich ist, der Körper jedoch nicht.

Buddha sprach davon, alles sei Illusion. »Ein Kurs in Wundern« sagte, es sei eine Illusion, und Einstein sagte es: »Diese ganze, physische, dreidimensionale Wirklichkeit tut nur so, als sei sie letztendlich Wirklichkeit.« Unser physischer Körper kann an Lepra erkranken, unser Geist aber nicht. Ihr Geist ist perfekt, Ihr Geist ist ewig. Weder kann er krank werden, noch kann er sterben. Jesus begrenzte seinen Blick nicht auf die Ebene der Lepra. Er blickte dahinter, er glaubte also nicht wirklich an Lepra. Er war so sehr davon überzeugt, so entschlossen, dass ein Leprakranker in seiner Gegenwart auch nicht mehr an Lepra glauben konnte. Und sobald der Leprakranke nicht mehr daran glauben konnte, konnte er die Illusion augenblicklich durchschauen und wurde geheilt. Jesus gehörte zu denen, deren Geist geheilt war von der Illusion, so wie Buddha und andere.

Ein Wunderheiler ist also jemand, dem die Alternative gegenwärtig ist. In jeder Lage ist es demnach unsere Aufgabe, diese Korrektur unserer Wahrnehmung anzunehmen. Die meisten von uns sind nicht auf einer Ebene mit Jesus oder anderen, doch »Ein Kurs in Wundern« besagt: »Du kannst die höchste Ebene des Denkens erreichen, die dem Ego möglich ist, und den Rest des Weges trägt dich Gott.«

MARIANNE WILLIAMSON

Wie übersetzen wir diese metaphysische Lehre in etwas, was praktikabel und greifbar ist? Wir sind sicher nicht so inspiriert und talentiert wie Jesus, Buddha oder andere Meister, aber natürlich verfügen wir alle über ureigene Talente und die Fähigkeit, etwas Bedeutendes in unserem Leben zu leisten. Unsere einzigartige Bestimmung ist von solcher Wichtigkeit, dass sie sich sogar auf unsere Gesundheit auswirkt. Handeln wir entgegen unseren Leidenschaften und unserer Bestimmung, dann arbeiten wir gegen unsere innere natürliche Intelligenz. Und wir wissen bereits, dass Widerstand Blockaden im Energiefluss auslöst, was zu Stagnation und Krankheit führt.

Sich neu auf Leidenschaft und Bestimmung ausrichten

Ein Überlebender einer Radikalremission verändert sein Leben von Grund auf. Die Ursache liegt darin, dass er oder sie dazu willens ist, weil er oder sie herausgefunden hat, warum sich ein Leben in diesem Körper auf der Erde lohnt. Diese Wiederverbindung mit dem Lebenszweck ist bedeutsam. Für die meisten Menschen ist es der Wunsch, bei der Familie zu sein, Kinder zu haben und sie aufwachsen zu sehen. Ich habe aber auch viele Leute ohne Kinder befragt, die mir sagten: Wissen Sie was, ich habe keine Angst vorm

Tod. Wenn die Zeit gekommen ist, gehe ich hinüber auf die andere Seite, aber bis es so weit ist, schreibe ich meinen Roman zu Ende. Wenn ich nur eines auf der Erde physisch hinterlassen kann, dann soll es dieser Roman sein. Oder eben ein Gemälde oder aber ich will einmal den Kilimandscharo besteigen, bevor ich gehen muss. Sie finden diesen Grund, er gibt ihnen Lebenskraft oder Chi.
Ich sprach mit einem TCM-Heilpraktiker in Shanghai in China. Er sagte mir, Krebs sei nur ein Mangel an Chi. Das Chi verlässt das System, es kommt nicht genug nach, damit man ganz ist oder das System gut funktionieren kann. Er meinte, bei seiner Arbeit mit Krebspatienten fühle er ihren Puls und betrachte ihre Zunge und merke, dass es ihnen an der Lebenskraft mangele. Ihr Chi ist verpufft und kommt nicht zurück. Indem man sich wieder seines Lebenszwecks entsinnt, fängt man Chi ein, es füllt einen, bis die Energie ausreicht, um alle Systeme am Laufen zu halten, auch das Entgiftungssystem.

KELLY TURNER, PHD

Wir alle haben keine andere Wahl, als dem Pfad auf dieser Straße zu folgen. Und die Straße führt zu einer Weggabelung. An jeder Gabelung habe ich zwei Möglichkeiten. Ich kann mich für den sicheren Weg entscheiden, dann beginnen meine Symptome, weil ich meine Seele verletze. Jedes Prozent, das meine Seele nicht auf dem Weg zurücklegt, der am besten für mich ist, bin ich außer Takt mit dem universellen Tanz, wegen dem ich hier bin. Entscheide ich mich aber für den Weg, der mein Dharma ist, der mir am besten nutzt, dann steigen meine Säfte, und ich bin der glücklichste Mensch der Welt, selbst wenn alles so aussieht, als könnte es nie gelingen.

DR. JEFFREY THOMPSON

Konzentrieren Sie sich auf das Leben. Konzentrieren Sie sich auf das, was Ihnen Freude macht. Konzentrieren Sie sich auf die Liebe, konzentrieren Sie sich auf die Menschen, die Sie lieben, und machen Sie jeden Tag die Dinge, die Ihnen Freude bereiten. Für Sie soll das Wort Remission bedeuten: »Erinnere dich an deine Mission.« Also los – und denken Sie an Ihre Mission.

ANITA MOORJANI

»Es gibt keine unheilbaren Krankheiten,
nur unheilbare Menschen.«
BERNIE SIEGEL, MD

Ich liebe dieses Zitat von Bernie Siegel. Es bedeutet nicht, dass jemand, der sich nicht heilen konnte, etwas falsch gemacht hat. Es geht nicht um Schuld. Heilung geschieht auf mehreren Ebenen und zu unterschiedlichen Zeiten. Selbst wenn jemand physisch nicht ganz genesen kann, findet er doch häufig unvergleichliche Freude, Gnade und Freiheit, weil er seinen Lebenssinn wiederentdeckt hat, seine geliebten Menschen, seine Lebensfreude. **Letztendlich lautet unser Ergebnis, dass Heilung etwas Spirituelles ist.** Sie ist etwas, was über uns hinausweist, unser Ego, unsere Illusion des Nichtgenügens und der Trennung, und uns zurückführt zu Ganzheit und Liebe. Viele spirituelle Traditionen besagen, der Schlüssel dazu liege letztendlich darin, unsere Angst vor dem Tode zu transzendieren. Und wie überwindet man die Furcht besser als durch ein Umarmen der Liebe? Durch die Rückkehr zur Liebe, zum Vertrauen in das Universum, dass das Leben, dass Gott (oder wie immer Sie den Ursprung aller Dinge nennen) stets für und nie gegen uns ist. Jede Herausforderung auf dem Weg dient der Evolution unserer Seele. Und, wie wir von Anita Moorjani gelernt haben: Die bedingungslose, unbeschreibliche Liebe, zu der wir zurückkehren, nachdem wir unseren Körper verlassen haben, ist nichts, wovor wir uns fürchten müssen.

Unsere Gedanken, Überzeugungen und Emotionen wirken sich stärker auf unsere physische Gesundheit aus, als wir glauben, wir haben auch mehr Kontrolle über unsere Gesundheit und unser Leben, als man uns gelehrt hat. Ich hoffe, dieses Buch inspiriert Sie durch ein neues Verständnis der wunderbaren Natur des menschlichen Körpers und der uns allen innewohnenden außerordentlichen Heilfähigkeit. Ich hoffe, Sie spüren den transformierenden Wandel, der Ihren Geist, Ihren Körper und Ihre Seele verbindet. Ich hoffe, Sie haben nun die Kraft, auf Ihrer eigenen spirituellen Reise voranzuschreiten, hin zu besserer Gesundheit und einem erfüllteren Leben.

Sie verdienen nicht weniger als ein Wunder – es wartet auf Sie im Feld der unbegrenzten Möglichkeiten.

Abschließendes Fazit unserer Experten

Die Heilung ist die mächtige Offenbarung unserer grundsätzlichen Ganzheit, die längst in uns ist. Wir fügen nicht zu uns hinzu, wir lassen eigentlich nur das los, was die Heilung zudeckt. Und das fühlt sich an, als kämen wir nach Hause. Man kehrt ja auch zurück zu der grundlegenden Ganzheit, die man lebte, bevor der Geist mit Angst und Sorgen zugekleistert wurde. Heilung ist unsere Ganzheit, die sich offenbart.

DR. MICHAEL B. BECKWITH

Ich denke nicht, dass wir einfach sagen können: »Lieber Gott, heile meinen Krebs« oder »Lieber Gott, heile meinen Diabetes«. Wir müssen sagen: »Lieber Gott, heile mein Leben, lieber Gott, heile mein Herz.« Ich weiß, dass viele Menschen, die unter sehr ernsten, oft bedrohlichen Krankheiten leiden, selbst dann, wenn ihre Körper nicht heilten, doch merkten, dass andere Teile von ihnen heil wurden. Und so fanden sie manchmal Liebe, Freude und Glück jenseits dessen, was sie vorher kannten.

MARIANNE WILLIAMSON

Wenn ich alles bedenke, was wir heute wissen und dazu die Weisheit aus 5000 Jahren unserer Vorfahren vor uns, dann sagt mir das auf der tiefsten Ebene unseres Daseins: Je besser wir uns selbst erkennen, desto besser sind wir fähig, all das anzunehmen, was uns das Leben bringt.

GREGG BRADEN

Es gibt niemanden auf der Welt, der nicht ein Neugeborenes erblickt und sofort intuitiv fühlt, wie wertvoll es ist. Wir sind alle gleich. Doch dann kam der Zeitpunkt, an dem Sie sich entschieden, nicht mehr so von Wert zu sein. Da begann der Missbrauch. Könnte ich die Menschen doch dazu bringen zu erkennen, wie wichtig sie sind, dass sie der Selbstausdruck des Lebens sind. Es gibt dort draußen niemanden wie Sie. Sie sind einer von sieben Milliarden, etwas ganz Besonderes. Ich versichere Ihnen, dass sich die meisten Menschen nicht genug um sich kümmern, sich nicht genug lieben. Aber das wäre ein wunderbarer Vorbote der Heilung.

PETER CRONE

Das, was ich über Heilung zu sagen habe, wäre, dass Sie sich über den Geist-Körper-Komplex informieren sollten, weil Ihr Geist 24 Stunden am Tag und 365 Tage im Jahr außergewöhnlich stark auf den Körper einwirkt. Wenn wir uns beibringen, wie das passiert, wie das funktioniert, dann beherrschen wir allmählich die Geist-Körper-Verbindung, indem wir uns dafür entscheiden, in welche Richtung wir unseren Geist konzentrieren.

DAVID R. HAMILTON, PHD

Ich recherchiere das Thema aus dem Grund, weil ich jeden Tag jemanden treffe, der gegen alle Wahrscheinlichkeit Krebs im Stadium IV rückgängig gemacht hat. Und wenn die das können, und ich treffe solche Leute jeden Tag, dann können wir es alle irgendwie. Das gibt Hoffnung. Wir wissen wohl noch nicht genau, wie es geht. Wir wissen noch nicht genau, was ich tun kann oder was Sie tun können, um zu erreichen, was sie geschafft haben. Doch durch die simple Tatsache, dass es sie gibt und dass es immer mehr von ihnen gibt, begreife ich, dass es jederzeit zur Heilung kommen kann. Selbst wenn man an der »Pforte zum Tode« steht, kann sich das Blatt noch wenden. Und das inspiriert mich.

KELLY TURNER, PHD

Sie nehmen an Ihrer eigenen Heilung teil, bringen Sie also mehr über Ihre Krankheit in Erfahrung als Ihr Arzt. Googeln Sie in der National Library of Medicine und lesen Sie alles dort. Manches wird Ihnen nutzen, anderes nicht, Sie merken aber bald intuitiv, was für Sie sinnvoll ist. Dann erkunden Sie die Geist-Körper-Medizin und die Geistheilung und die Welt der Kräuter, der Ernährungsweisen, der Nahrungsmittel, der Medizin, der Umwelt – all das, was unsere Lebenserfahrung ausmacht. Und schließlich überwinden Sie Ihre Angst vor dem Tod, weil der Tod Ihre Erfahrung betrifft und nicht Sie.

DEEPAK CHOPRA, MD

Ihr Körper liebt Sie bedingungslos. Er lässt Sie nicht im Stich. Harren Sie aus, haben Sie Mitgefühl. Machen Sie einen Schritt nach dem anderen. Sie kommen schon noch ans Ziel. Es kommt nicht darauf an, wie lange Sie krank sind: Denken Sie stets daran und vergessen Sie nie, dass Sie heilen können.

ANTHONY WILLIAM

Ich glaube leidenschaftlich daran, dass jeder einzelne Mensch in sich das Potenzial trägt, seine Erfahrungen zu transformieren und nicht nur die Symptome zu lindern. Nicht nur die Kopfschmerzen loszulassen und etwas mehr Kraft zu haben oder besser zu schlafen. Sondern die Erfahrung wahrhaft zu transformieren in eine des eigenen Tätigseins, des Lebenszwecks und in ein Gefühl der Verbundenheit mit dem bereits existierenden Netzwerk. Man muss nur darin erwachen und sich davon gehalten fühlen. Das ist das Schöne und das Versprechen der wahren Heilung. Und leider zieht es die Schulmedizin nicht einmal in Betracht. Ich erwarte, dass das für immer mehr Leute immer überzeugender wird und wir alle gemeinsam in eine andere Art der Medizin wachsen.

KELLY BROGAN, MD

Beim Verständnis unseres Lebens und unserer Gesundheit halte ich für einen der wichtigsten Faktoren, dass wir nicht das Opfer unserer Gene sind, wie man uns beigebracht hat. Denn Opfer sind machtlos und geben deshalb die Verantwortung ab. Wenn ich sowieso ohnmächtig bin, warum kümmere ich mich dann überhaupt darum? Wir müssen verstehen, dass wir am längeren Hebel sitzen. Wir können unsere gesamte Biologie verändern. Man kann unheilbar an Krebs erkranken wie meine liebe Freundin Anita Moorjani. Anita hatte eine außerkörperliche Erfahrung und verstand, dass ihre kulturelle Programmierung im Gegensatz zu ihrem Leben stand, und dieser Konflikt ließ sie krank werden. Als sie den Konflikt löste, kehrte sie von dem Ort zurück, von dem ihr Onkologe glaubte, es gebe von dort keine Rückkehr mehr. Ändern Sie Ihre Einstellung, und Sie können vom Tode zurückkehren.

BRUCE LIPTON, PHD

Das Leben ist nicht perfekt, es ist eine Übung. Wie wäre es, das Gesundsein zu üben? Gesunde Menschen haben gesunde Gewohnheiten. Statt etwas zu sein, von dem Sie in Büchern lesen, setzen Sie es in die Tat um. Stürzen Sie, stehen Sie wieder auf. Graben Sie tiefer, suchen Sie. Haben Sie Mut. Sprechen Sie andere an und fragen Sie sie nach ihrer Geschichte. Geben Sie niemals auf.

DR. DARREN WEISSMAN

Mein Fazit bei der Heilung lautet, dass alles möglich ist. Die Hoffnung ist unser mächtigster Verbündeter. Wenn man sich selbst liebt, wenn man sich wahrhaft selbst liebt, wenn man erkennt, dass man ein magisches Wesen ist. Wenn Sie Ihre Vergangenheit heilen und all das abschütteln, was Ihnen Sorgen macht, dann werden Sie merken, dass sich Heilung ereignet und sie sich wunderbar anfühlt. Sie fühlen sich leicht wie eine Feder.

JOAN BORYSENKO, PHD

Ich denke, wenn wir etwas Druck aus unserem geschäftigen Leben nehmen, um in uns selbst zu investieren, um zu einem Werk auf seinem Weg zur Vollendung zu werden, um uns dafür zu entscheiden, dass wir manche Gedanken nicht länger denken wollen, bestimmte Verhaltensweisen ablegen und bestimmte Emotionen transformieren wollen, dann sollten wir uns jeden einzelnen Tag darum bemühen, die Blockaden zu beseitigen und die Masken abzulegen, die Fassade, die den Fluss des Göttlichen in uns staut. Wenn wir daran zu arbeiten beginnen, dann fängt die göttliche Intelligenz an, uns zu durchdringen. Wir leben ja an einem Punkt der Geschichte, an dem die Menschen nach Antworten suchen. Und insgeheim glauben sie schon an sich. Und ich denke, dass der Glaube an uns selbst und an die unbegrenzten Möglichkeiten das Leben aufregend macht. Wenn unser Wille also zu der göttlichen Intelligenz in uns passt, unser Geist zu ihrem Geist passt und wenn unsere Liebe zu ihrer Liebe für das Leben passt. Wenn wir so rufen, werden wir immer Antworten erhalten.

DR. JOE DISPENZA

Danksagung

Zuallererst möchte ich mich bei meinem liebevollen Ehemann bedanken, dass er mich in der Zeit, als ich den Dokumentarfilm *Heal* drehte und dieses Buch schrieb, unterstützt hat. Sein unerschütterlicher Glaube an mich gab mir den Mut, meinem Herzen zu folgen und meine Leidenschaft und Vision in die Tat umzusetzen. Seine Ermutigung und sein Vertrauen machten möglich, dass ich es wagte und meinem Traum folgte. Worte können meine Dankbarkeit für dich nicht ausdrücken, AG.

Weil dieses Buch ein Ergebnis meines Films ist, will ich zuerst all den wunderbaren, engagierten Menschen danken, die ihn möglich gemacht haben. Meine tief empfundene Dankbarkeit geht an meinen produzierenden Partner Adam Schomer, der immer an meine Vision glaubte und immer meinen Instinkt unterstützte, obwohl ich zum ersten Mal Regie führte. Durch seine echte Leidenschaft, Menschen zu helfen, seine unerschütterliche Arbeitsmoral, seinen Sinn für Humor in schwierigen Zeiten und seine Erfahrung beim bewussten Filmemachen ist alles erst möglich geworden. Danke auch an Richell Morrissey für ihre Unterstützung und ihr kreatives Producing zu Beginn dieses Projekts. Ein Dank an Christopher Gallo und Ana Amortegui, deren Kameraarbeit den Film so unfassbar schön macht. Gallo, danke, dass du mich gelehrt hast, meiner Intuition zu vertrauen, und mir dabei halfst, meine Kraft zu finden und gleichzeitig die

Welt durch eine wunderbare neue Linse zu betrachten. Ana, mit dir zu arbeiten war Freunde und Licht – danke! Ein ganz dickes Dankeschön geht an die großartige Lektorin Tina Mascara für ihr kraftvolles Geschichtenerzählen und ihre tolle Einstellung, wenn ein langer Tag zur Neige ging. Tiefe Dankbarkeit an Michael Mollura, der den schönsten Soundtrack für *Heal* schuf, obwohl Zeit und Budget so begrenzt waren. Ein dickes Dankeschön geht ebenfalls an Mark DeNicola und Ginger Pullman, mein geniales Social-Media-Team, das so leidenschaftlich und engagiert für die *Heal*-Bewegung tätig ist. Und ein großes Dankeschön an alle Mitglieder der Mannschaft, die unermüdlich mit Herz und Seele für das Projekt arbeiteten. Schließlich Jim Martin und das Orchard-Team, weil sie von Anfang an an *Heal* geglaubt haben und der Ansicht waren, dass die Welt diese Botschaft hören muss – ganz, ganz großen Dank!

Weder der Film noch das Buch wären möglich gewesen ohne die freundliche Beteiligung der geschätzten *Heal*-Experten. Ich bin nicht nur unendlich dankbar für das, was sie mich im Laufe der Jahre gelehrt haben, sondern auch für ihre Freundlichkeit und Großzügigkeit während des sich manchmal schleppenden Filmens. Michael B. Beckwith, Gregg Braden, Kelly Brogan, Joan Borysenko, Deepak Chopra, Peter Crone, Joe Dispenza, David Hamilton, Bruce Lipton, Anita Moorjani, Patti Penn, Dianne Porchia, Bernie Siegel, Jeffrey Thompson, Kelly Turner, Darren Weissman, Rob Wergin, Antony William und Marianne Williamson – euch danke ich für euer Engagement, eure Botschaft zu teilen und die Welt zu einem helleren, liebevolleren Ort zu machen. Eure anhaltende Unterstützung von *Heal* wärmt meine Seele, und ich bin so unermesslich dankbar, dass ich mit euch arbeiten und von jedem von euch lernen durfte. Ein dickes Dankeschön geht auch an die Assistentinnen, Assistenten und Teams der Experten, die den Prozess so mühelos und freudvoll machten.

Ich kann Eva Lee und Elizabeth Craig nicht oft genug sagen, wie sehr ich ihren Mut und ihre Großzügigkeit bewundere, wenn sie ihre unglaublichen Geschichten der persönlichen Heilung mit mir und den Zuschauern und Lesern von *Heal* teilen. Ich wünsche euch beiden alles Gedeihen und die vollkommene Gesundheit, die das Leben bieten kann. Ich danke euch, ihr seid mein Lieblingsteil bei *Heal*.

Ich bin meinem Verlagsteam bei Beyond Words so dankbar, denn es war im Laufe des Schreibprozesses so geduldig, unterstützend und fördernd. Richard und Michele Cohn, ihr seid unfassbare Partner, und es tut so gut, mit solchen guten, ehrlichen und brillanten Menschen zusammenzuarbeiten. Auch die restliche Mannschaft von Beyond Words, darunter Emily Einolander, Lindsay Easterbrooks-Brown, Linda Meyer, Emmalisa Sparrow Wood, Devon Smith, Corinne Kalasky, Tara Lehmann und Cindy Nickles – euch danke ich für eure harte Arbeit. Ein großes Dankeschön geht auch an die freien Mitarbeiterinnen Emily Han für ihr Lektorat und Linda Sivertsen für genialen Input und Unterstützung.

Insbesondere danke ich Ursula Cary, die mich während des gesamten Schreibprozesses sanft und enthusiastisch an die Hand nahm (und dabei waren wir beide auch noch schwanger!). Sie half mir gerade noch, mein Buch fertigzustellen, bevor ihre Wehen kamen und sie ihr zweites Kind zur Welt brachte. Du bist wahrhaft Superwoman, UC! Danke, dass du uns miteinander bekannt gemacht hast, Lori Bregman!

Und ein großes Dankeschön geht auch an Joe Dispenza, der zwischen seinen unglaublich vielen Terminen irgendwie die Zeit gefunden hat, das wunderbare und machtvolle Vorwort zu schreiben.

Last but not least möchte ich meiner Sippe von Freunden und Familienangehörigen danken, die immer da sind, um mich zu ermuntern, die kleinen Erfolge des Lebens mit mir zu feiern und mich in schweren Zeiten zu begleiten. Ich danke meiner schönen Mutter Sandy, meinem urkomischen Vater Marty und meinem genialen Bruder Ryan, den ich über alles liebe, danke, dass ihr mir eine unerschöpfliche Quelle von bedingungsloser Liebe und Unterstützung seid. Mir fehlen die Worte, wenn ich sagen soll, wie gesegnet ich bin, euch als Fundament und als Cheerleader zu haben. Carolyn, meine beste Freundin, die stets meine Stimmung hebt und mich gleichzeitig in Wahrheit und Demut erdet … wir werden uns immer Oatpan-E-Mails senden! Meine engsten Freundinnen, knallharte Frauen, die mich jeden Tag mit ihrem Herzen, ihrem Geist, ihren Erfolgen und ihrer unerschütterlichen gegenseitigen Unterstützung inspirieren (ihr wisst, wer gemeint ist), danke euch für wahre Freundschaft. Meine Schwägerin Amy und mein Engel von Neffe, Declan, danke für das Licht, das ihr in mein Leben bringt. Und danke an dich, meine Schwiegermutter Tata Marie Gores, dass du einen solch tollen Sohn großgezogen hast und dass du nach wie vor ein so unfassbar starkes und liebevolles Vorbild für uns alle bist.

Und allen, die auf dem Weg der Heilung sind und die dieses Buch in die Hand genommen haben, um sich inspirieren zu lassen und etwas zu lernen, danke Ihnen, dass Sie mir Ihr Vertrauen schenken, dass ich Ihnen die stark machende Weisheit der Experten und die inspirierenden Erfahrungsberichte in *Heal* nahe bringe. Möge Gott Sie auf Ihrer Reise segnen.

Tägliche Erinnerungen für Ihren Weg der Heilung

Nun haben Sie den Schalter auf »an« gestellt und erkannt, dass in Ihnen ein mächtiger Heiler steckt. Sie finden im Folgenden zehn tägliche Erinnerungen, die Ihnen auf Ihrer Reise helfen sollen. Sie können sich je auf eine konzentrieren und sie in Ihrem Leben umsetzen oder gleich alle zehn lesen – jede Erinnerung ist dazu gedacht, Ihre Bewusstheit zu vertiefen und Ihr größtes Potenzial zu entfalten. Vielleicht fotokopieren Sie diese Seiten und hängen sie an einem Platz auf, wo Sie sie häufig sehen, oder Sie übertragen die Erinnerungen in Ihr Tagebuch, damit sie Ihre Inspiration entfachen und Sie weiterforschen lassen.

1. Werden Sie sich Ihrer Gedanken, Überzeugungen und Emotionen bewusst. Sie wirken außerordentlich stark auf Ihre physische Gesundheit ein.
2. Akzeptieren Sie, wo Sie sich im gegenwärtigen Augenblick befinden. Nur wenn Sie das akzeptieren, können Sie Fortschritte machen und neue, wichtige Entscheidungen treffen.
3. Glauben Sie Ihre Diagnose, erstellen Sie aber Ihre eigene Prognose. Entscheiden Sie sich für das Ergebnis aus dem unbegrenzten Feld der Möglichkeiten, das *Sie* wollen, und konzentrieren Sie sich auf dieses Potenzial. Haben Sie das Vertrauen, dass sich ein Weg auftut.

4. Fragen Sie nach einer zweiten oder dritten Meinung und umgeben Sie sich mit positiven, unterstützenden Freunden und Heilpraktikern, die Ihre Hoffnung nähren und an Möglichkeiten glauben.
5. Finden Sie Wege, auf die Chemie der Liebe zuzugreifen, die stärkste Heilkraft der Welt.
6. Essen Sie so oft wie möglich gesunde, nicht verarbeitete Lebensmittel. Nehmen Sie sich die Zeit, um die starke Heilwirkung der Natur zu genießen.
7. Lernen Sie meditieren, auch wenn Sie nur fünf Minuten am Tag ruhig sitzen und sich auf Ihre Atmung konzentrieren. Meditation, die es in vielen Erscheinungsformen gibt, benötigt bloß eine Beruhigung des Geistes. Lassen Sie den Raum zu, in dem Intuition und Inspiration auftauchen können.
8. Dankbarkeit und Vergebung sind zwei mächtige Mittel, um Schmerz und Angst loszulassen und zu transzendieren. Üben Sie, Dankbarkeit auch für die kleinsten Dinge im Leben auszudrücken, die Ihnen Freude machen, und üben Sie Vergebung, um die Energie freizusetzen, die Sie für die Heilung benötigen.
9. Kombinieren Sie Visualisierung mit einer erhabenen Emotion, um eine gewünschte Wirkung im Leben herbeizuführen. Anders gesagt: Stellen Sie sich einige Minuten am Tag vor, Sie wären bereits geheilt, und spüren Sie dabei die Freude und die Dankbarkeit, dass Sie längst heil sind und wieder das tun können, was Sie gerne tun. Das Gefühl erzeugt die Heilung.
10. Seien Sie nachsichtig mit sich selbst, gehen Sie schrittweise voran. Denken Sie daran, dass es immer Hoffnung gibt.

Weiterführende Literatur

Dr. Michael Bernard Beckwith: *Life Visioning: A Transformative Process for Activating your Unique Gifts and Highest Potential.*

Joan Borysenko, PhD: *Minding the Body, Mending the Mind.*

Bücher von Gregg Braden

Human by Design: From Evolution by Chance, to Transformation by Choice (Deutsch: *MENSCH: GEMACHT: Von der gelenkten Evolution zur bewussten Transformation*, 2018)

The Spontaneous Healing of Belief: Shattering the Paradigm of False Limits

The Divine Matrix: Bridging Time, Space, Miracles, and Belief (Deutsch: *Im Einklang mit der göttlichen Matrix: Wie wir mit Allem verbunden sind*, 2007)

Kelly Brogan, MD: *A Mind of Your Own* (Deutsch: *Die Wahrheit über weibliche Depression: Warum sie nicht im Kopf entsteht und ohne Medikamente heilbar ist*, 2017)

Rhonda Byrne: *The Secret* (Deutsch: *The Secret – Das Geheimnis*, 2007)

Kris Carr: *Crazy, Sexy, Cancer* (Deutsch: *Wilde, schöne Krebskriegerin: Mein verrücktes Leben mit dem Krebs*, 2014)

Bücher von Deepak Chopra, MD

The Healing Self: A Revolutionary New Plan to Supercharge your Immunity and Stay Well for Life (Deutsch: *Das heilende Selbst: Der Weg zu einem starken Immunsystem und lebenslanger Gesundheit. Mit dem 7-Tage-Programm die Selbstheilung aktivieren*, 2019)

Quantum Healing: Exploring the Frontiers of Mind/Body Medicine

Perfect Health: The Complete Mind/Body Guide

Bücher von Dr. Joe Dispenza

Becoming Supernatural: How Common People are Doing the Uncommon (Deutsch: *Werde übernatürlich: Wie gewöhnliche Menschen das Ungewöhnliche erreichen*, 2017)

Breaking the Habit of Being Yourself: How to Lose Your Mind and Create a New One (Deutsch: *Ein neues Ich: Wie Sie Ihre gewohnte Persönlichkeit in vier Wochen wandeln können*, 2012)

You Are the Placebo: Making your Mind Matter (Deutsch: *Du bist das Placebo – Bewusstsein wird Materie*, 2014)

Bücher von Dr. Wayne W. Dyer

Change Your Thoughts, Change Your Life: Living the Wisdom of the Tao (Deutsch: *Ändere deine Gedanken – und dein Leben ändert sich: Die lebendige Weisheit des Tao*, 2008)

The Power of Intention: Learning to Co-Create Your World Your Way

Wishes Fulfilled: Mastering the Art of Manifesting (Deutsch: *Werde, der du wirklich bist: Die spirituelle Dimension des Wünschens*, 2013)

Bücher von Masaru Emoto

The Hidden Messages in Water (Deutsch: *Die Botschaft des Wassers: Sensationelle Bilder von gefrorenen Wasserkristallen*, 2010)

The Healing Power of Water (Deutsch: *Die Heilkraft des Wassers*, 2010)
Water Crystal Healing, 2006

Jennifer Giustra-Kozek, LPC, NCC: *Healing Without Hurting: Treating ADHD, Apraxia, and Autism Spectrum Disorders Naturally and Effectively Without Harmful Medications*

Bücher von David R. Hamilton, PhD

How Your Mind Can Heal Your Body (Deutsch: *Achte auf Deine Gefühle!: Wie der Geist den Körper heilt*, 2012)
I Heart Me (Deutsch: *Wie ich lernte, mich zu lieben: Selbstversuch eines Wissenschaftlers*, 2017)
The Five Side Effects of Kindness

Bücher von David R. Hawkins, MD, PhD

Letting Go: The Pathway to Surrender (Deutsch: *Loslassen – Der Pfad widerstandsloser Kapitulation*, 2014)
Power vs. Force: The Hidden Determinants of Human Behavior

Louise Hay: *You Can Heal Your Life* (Deutsch: *You Can Heal Your Life: Leben und Botschaft der großen spirituellen Lehrerin*, 2009)
Ernest Holmes: *The Science of Mind* (Deutsch: *Vollkommenheitslehre: Die Wissenschaft des Geistes*, 2012)

Bücher von Bruce Lipton, PhD

The Biology of Belief: Unleashing the Power of Consciousness, Matter, and Miracles (Deutsch: *Intelligente Zellen: wie Erfahrungen unsere Gene steuern*, 2006)
The Honeymoon Effect: The Science of Creating Heaven on Earth (Deutsch: *Der Honeymoon-Effekt: Liebe geht durch die Zellen*, 2013)

Bücher von Lynne McTaggart

The Field: The Quest for the Secret Force of the Universe (Deutsch: *Das Nullpunkt-Feld: Auf der Suche nach der kosmischen Ur-Energie*, 2013)

The Power of Eight: Harnessing the Miraculous Energy in Small Groups to Heal Others (Deutsch: *Die Kraft der Acht: Wie die Intention einer kleinen Gruppe unser Leben heilen und die Welt verändern kann*, 2018)

Caroline Myss: *Anatomy Of The Spirit: The Seven Stages of Power and Healing* (Deutsch: *Geistkörper-Anatomie: Die sieben Zentren von Kraft und Heilung*, 1997)

Wallace J. Nichols: *Blue Mind: The Surprising Science That Shows How Being Near, In, On, or Under Water Can Make You Happier, Healthier, More Connected, and Better at What You Do*

Florence Shinn: *The Game of Life and How to Play It* (Deutsch: *Das Lebensspiel und seine Regeln*, 2011)

Bernie S. Siegel: *Peace, Love, and Healing: BodyMind Communication and the Path to Self-Healing*

Kelly, Turner, PhD: *Radical Remission: Surviving Cancer Against All Odds* (Deutsch: *9 Wege in ein krebsfreies Leben: Wahre Geschichten von geheilten Menschen*, 2015)

Dr. Darren Weissman, DC: *The Power of Infinite Love & Gratitude: An Evolutionary Journey to Awakening Your Spirit*

Robert Whitaker: *Anatomy of an Epidemic: Magic Bullets, Psychiatric Drugs, and the Astonishing Rise of Mental Illness in America*

Bücher von Anthony William

Medical Medium: Secrets Behind Chronic and Mystery Illness and How to Finally Heal (Deutsch: *Mediale Medizin: Der wahre Ursprung von Krankheit und Heilung*, 2016)

Thyroid Healing: The Truth Behind Hashimoto's, Grave's, Hypothyroidism, Thyroid Nodules, Epstein-Barr (Deutsch: *Heile deine Schilddrüse: Die Wahrheit über Hashimoto, Über- und Unterfunktion, Schilddrüsenknoten, -tumoren und -zysten*, 2018)

Life-Changing Foods: Save Yourself and the Ones You Love with the Healing Powers of Fruits and Vegetables (Deutsch: *Medical Food: Warum Obst und Gemüse als Heilmittel potenter sind als jedes Medikament*, 2017)

Liver Rescue: Answers to Eczema, Psoriasis, Diabetes, Strep. Acne. Gout, Bloating, Gallstones, Adrenal Stress, Fatigue, Fatty Liver, SIBO, and Autoimmune Disease (Deutsch: *Heile deine Leber: Die Wahrheit* über *chronische Erschöpfung, Reizdarm, Gewichtsprobleme, Diabetes und Autoimmunkrankheiten*, 2019)

Florence Williams: *The Nature Fix*

Bücher von Marianne Williamson

A Return to Love: Reflections on the Principles of A Course in Miracles (Deutsch: *Rückkehr zur Liebe: Harmonie, Lebenssinn und Glück durch »Ein Kurs in Wundern«*, 2016)

Tears to Triumph: Spiritual Healing for the Modern Plagues of Anxiety and Depression (Deutsch: *Du bist stärker als dein Schmerz: Seelische Wunden heilen und inneren Frieden finden*, 2017)

Unsere Experten

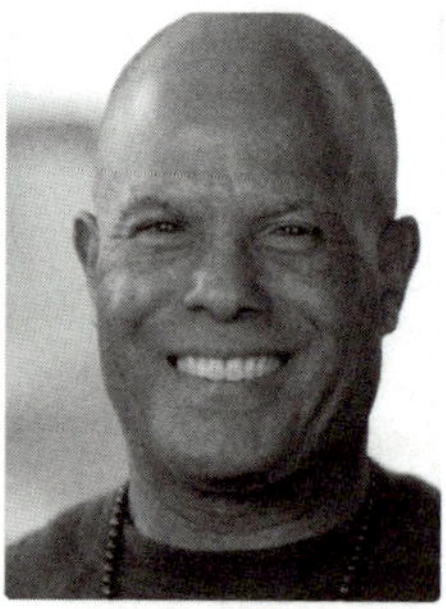

Dr. Michael Bernard Beckwith

Gründer des Agape International Spiritual Center, Autor

1986 gründete Dr. Michael Bernard Beckwith das Agape International Spiritual Center, eine überkonfessionelle Gemeinschaft mit Tausenden von Mitgliedern vor Ort und Live-Streamern weltweit. Seine Gemeinschaft ist hoch angesehen wegen ihrer kulturellen, nationalen und spirituellen Vielfalt.

Dr. Beckwith ist ein gefragter Meditationslehrer, Redner und Seminarleiter zum Life Visioning Process, den er entwickelt hat. Drei seiner jüngst veröffentlichten Bücher – *Life Visioning, Spiritual Liberation* sowie *TranscenDance Expanded* – haben den renommierten Nautilus Award erhalten. Er ist in den TV-Sendungen *Dr. Oz, The Oprah Winfrey Show, OWN Help Desk, Larry King Live, Tavis Smiley* und in seinem eigenen PBS-Special, *The Answer Is You* sowie in seiner Radiosendung *Wake up: The Sound of Transformation* zu Gast gewesen.

www.michaelbernardbeckwith.com

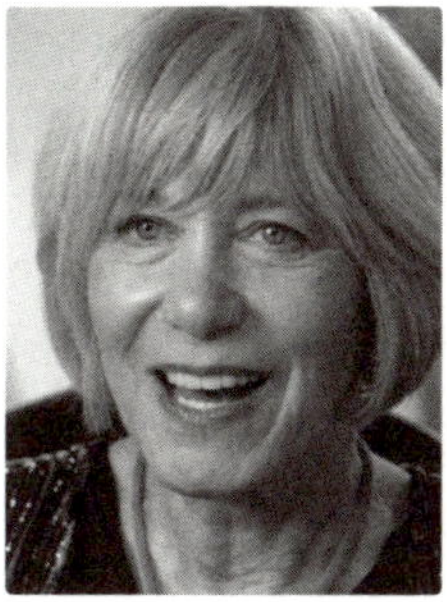

Joan Borysenko, PhD

Psychoneuroimmunologin, Präsidentin der MindBody Health Services

Dr. Borysenko ist eine bekannte Pionierin der integrativen Medizin und weltweit renommierte Expertin für die Verbindung von Geist und Körper. Anfang der 1980er gründete Dr. Borysenko gemeinsam mit Dr. Benson und Dr. Ilan Kutz eine Geist-Körper-Klinik, wurde lizenzierte Psychologin und zur Medizinausbilderin an die Harvard Medical School berufen. Ihre Erfahrungen und ihre Forschungen veröffentlichte sie 1987 in dem *New-York-Times*-Bestseller *Minding the Body, Mending the Mind.* Sie hat weitere 13 Bücher verfasst oder mitverfasst, dazu noch zahllose Audio- und Videoveröffentlichungen, darunter die im öffentlichen Fernsehen ausgestrahlte Sendung *Inner Peace for Busy People.* Sie ist Mitbegründerin bei Mind/Body Health Sciences, LLC in Boulder, Colorado, und Leiterin des *The Claritas Institute Interspiritual Mentor Training Programs.*

www.joanborysenko.com

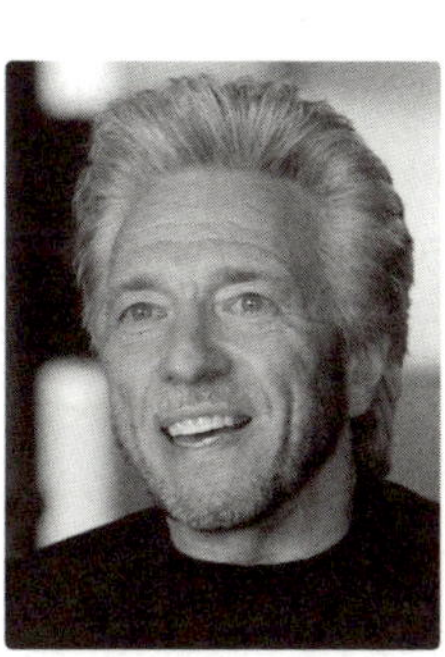

Gregg Braden

Geologe, New-York-Times-Bestsellerautor

Gregg Braden ist international bekannt als Pionier, der Brücken zwischen Wissenschaft, Spiritualität und der Wirklichkeit gebaut hat. Nach einer erfolgreichen Laufbahn als Computergeologe während der Ölkrise der 1970er-Jahre arbeitete er während des Kalten Kriegs in den 1980er-Jahren als leitender Verbindungsbeamter der

U.S. Air Force Space Command. Seit 1986 erkundet Gregg Bergdörfer, entlegene Klöster und längst vergessene Schriften, um deren zeitlose Geheimnisse mit den modernsten Erkenntnissen der Wissenschaft zu verschmelzen. Seine Entdeckungen schildert er in elf preisgekrönten Büchern, die in 38 Sprachen erschienen sind. Gregg wurde für seine Arbeit oft ausgezeichnet, unter anderem hat man ihn 2016 für den angesehenen Templeton Award nominiert.

www.greggbraden.com

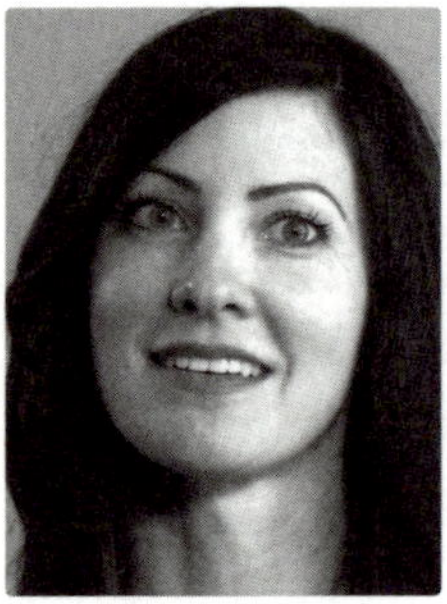

Kelly Brogan, MD

Holistische Psychiaterin

Dr. Kelly Brogan lebt und arbeitet als holistische Psychiaterin für Frauengesundheit in Manhattan. Sie hat den *New-York-Times*-Bestseller *A Mind of Your Own* geschrieben und ist Mitherausgeberin des bahnbrechenden Lehrbuchs *Integrative Therapies for Depression*. Nach der Graduation am Cornell University Medical College schloss sie ihre psychiatrische Ausbildung mit einem Stipendium am NYU Medical Center ab. Sie hat einen B.S. in Systems Neuroscience am MIT. Sie ist zertifizierte Fachärztin für Psychiatrie, psychosomatische Medizin und integrative holistische Medizin und hat sich auf die Ursachenbehebung bei psychiatrischen Syndromen und Symptomen spezialisiert.

Sie sitzt im Aufsichtsrat der GreenMedInfo, der Price-Pottenger Nutrition Foundation, der Functional Medicine University, der Pathways to Family Wellness, der NYS Perinatal Association, der Mind Foundation, bei *Alternative Therapies in Health und Medicine,* einer Fachzeitschrift mit Peer-Review, und bei der Nicholas Gonzalez Foundation. Sie ist medizinische Leiterin bei Fearless Parent und ein Gründungsmitglied der Health Freedom Action. Sie ist zertifizierte KRI-Kundalini-Yoga-Lehrerin und hat zwei Kinder.

www.kellybroganmd.com

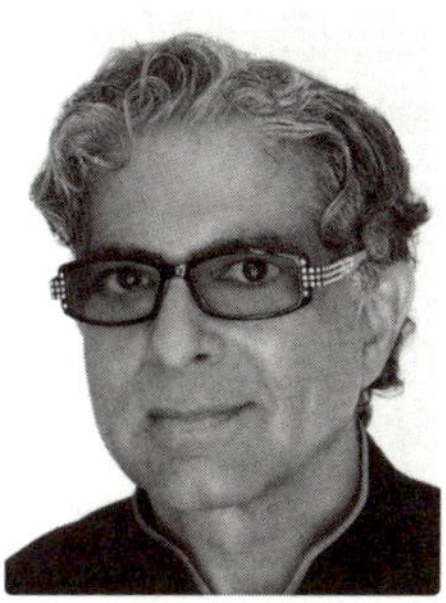

Foto: Jeremy Sullivan

Deepak Chopra, MD

Bestsellerautor, Redner

Der weltbekannte Pionier der integrativen Medizin und persönlichen Transformation Deepak Chopra ist Gründer der Chopra Foundation, Mitbegründer von Jiyo.com und vom Chopra Center for Wellbeing. Das Magazine *TIME* beschrieb Dr. Chopra als »einen der hundert Helden und Ikonen des Jahrhunderts«.

Deepak Chopra ist zertifizierter Facharzt für Innere Medizin, Endokrinologie und Metabolismus, Mitglied des American College of Physicians, klinischer Professor in Medizin und Gesundheitswesen an der University of California in San Diego. Bei einer weltweiten Internetumfrage durch *The World Post* und *The Huffington Post* kam Chopra auf Platz 17 der einflussreichsten Denker der Welt und auf Rang 1 bei der Medizin. Er hat mehr als 85 Bücher geschrieben, darunter 25 *New-York-Times*-Bestseller.

www.chopra.com

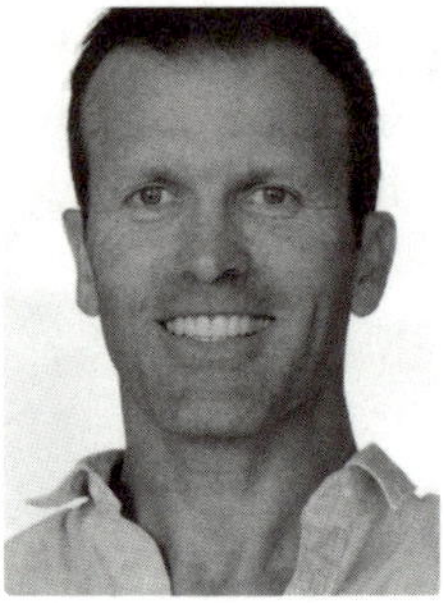

Peter Crone

Mind & Performance-Coach, Ayurveda-Heilpraktiker

Peter Crone kam in England zur Welt und ging dort zur Schule, wo er den Bachelor- und Master-Abschluss mit Auszeichnung absolvierte. Nach Abschluss seiner Masterarbeit zog er in die Vereinigten Staaten und arbeitete mehr als fünf Jahre als Exklusivtrainer für viele Hollywoodstars. Heute gilt Peter weltweit als wichtiger Geist-Körper-Wellness-Coach, spiritueller Lehrer und Experte für Lebenstransformation.

Seine Arbeit mit dem Körper ist unvergleichlich, denn sein Training basiert auf einem unglaublichen Wissensfundament aus Ayurveda, Humanbiologie, Sportwissenschaft, Biomechanik und Anatomie.

www.bealive.com

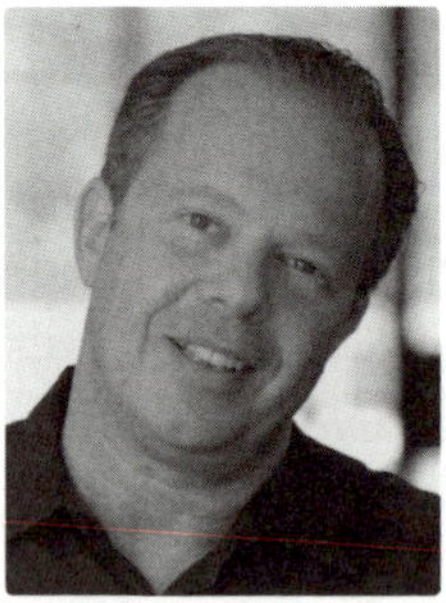

Dr. Joe Dispenza

Forscher, New-York-Times-Bestsellerautor

Joe Dispenza, D.C., wurde erstmals bekannt, als er in dem preisgekrönten Film *What the BLEEP Do We Know!?* interviewt wurde. Seit der Erstaufführung des Films 2004 wurde Joe Dispenza in mehr als 27 Länder auf sechs Kontinenten eingeladen, wo er Tausende Menschen in seinem für ihn typischen, leicht zu verstehenden, ermutigenden und mitfühlendem Stil unterwies, wie sie ihr Gehirn neu programmieren und ihre Körper neu konditionieren können, um ihr Leben nachhaltig zu verändern. Er bietet nicht nur eine Vielfalt an

Online-Kursen an, sondern hält auch selbst in den USA und im Ausland Drei-Tages-Workshops und Fünf-Tages-Fortgeschrittenenworkshops. Joe Dispenza ist Mitglied des Lehrkörpers der International Quantum University for Integrative Medicine in Honolulu, des Omega Institute for Holistic Studies in Rhinebeck im Staat New York und des Kripalu Center for Yoga und Health in Stockbridge, Massachusetts.

www.drjoedispenza.com

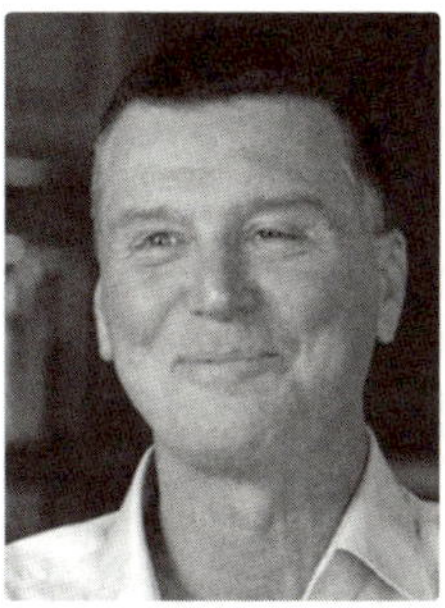

Mark D. Emerson, DC, CCSP

Autor, Redner,
Fachmann für Lebensstilmedizin

Dr. Mark Emerson hat sich auf ernährungsbasierte Lebensstilmedizin und natürliche Behandlungsmethoden für Patienten aller Altersgruppen spezialisiert. Dr. Emerson war Berater in Gesundheits- und Wellnessfragen für Spieler und Mitarbeiter der National Football League (NFL), bei der PGA-Tour, bei USA Track and Field und der National Collegiate Athletic Association (NCAA). Er ist zudem Leibarzt zahlloser Prominenter im Unterhaltungsgewerbe und von Fortune-500-CEOs. Als Continuing Medical Education Provider (CME) hat Dr. Emerson Tausende Ärzte und andere im Gesundheitswesen arbeitende Menschen bei der beruflichen Weiterbildung in evidenzbasierten klinischen Ernährungsmethoden und in der Auswertung von Blutuntersuchungen unterrichtet, um zur Prävention und Genesung bei progressiven, chronischen Erkrankungen wie etwa Herz-Kreislauf-Erkrankungen, Diabetes, Entzündungs- und Stoffwechselkrankheiten beizutragen.

www.docemerson.com

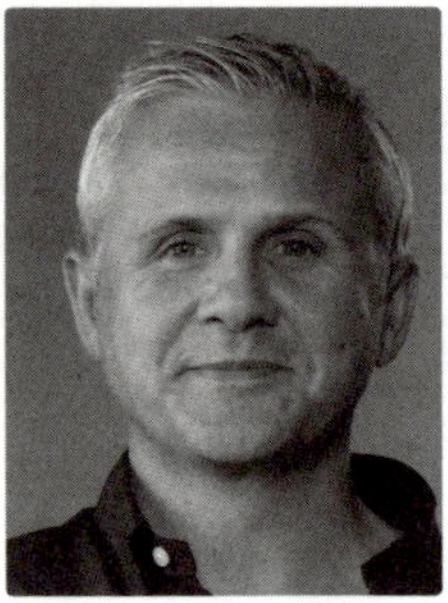

David R. Hamilton, PhD

Organischer Chemiker, Autor

Dr. David Hamilton hat einen Doktor in organischer Chemie. Er arbeitete vier Jahre in der pharmazeutischen Industrie und entwickelte Medikamente gegen Herz-Kreislauf-Erkrankungen und Krebs. Vom Placeboeffekt inspiriert, verließ er die Pharmaindustrie, um Bücher zu schreiben und den Menschen beizubringen, wie sie ihren Geist und ihre Emotionen so beherrschen, dass sich ihre Gesundheit bessert. Er hat neun Bücher verfasst, unter anderem die Bestseller *How Your Mind Can Heal Your Body*, *I Heart Me* und *The Five Side Effects of Kindness*. Er schreibt regelmäßig einen Blog auf seiner Website und gelegentlich Blogs für die amerikanische Ausgabe der *Huffington Post* und für *Psychologies Life Labs*. Seine monatliche Kolumne »Life Hacks« erscheint im *Soul & Spirit Magazine*. 2016 wurde er von den Lesern des *Kindred Spirit Magazine* zum »besten Autor« gewählt.

www.drdavidhamilton.com

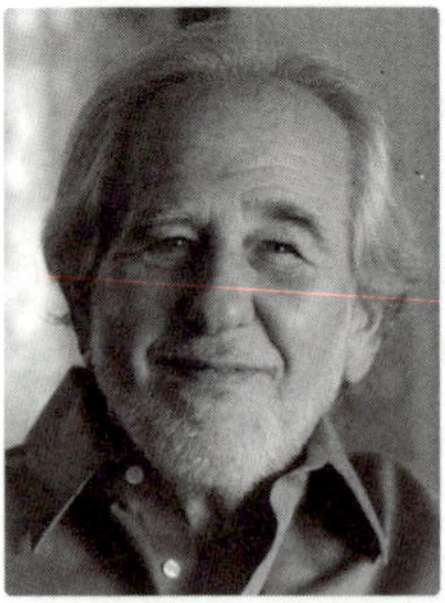

Bruce Lipton, PhD

Stammzellenbiologe, Autor

Bruce Lipton ist ein international anerkannter, führender Brückenbauer zwischen Wissenschaft und Geist. Stammzellenbiologe, Bestsellerautor von *The Biology of Belief* und Träger des Goi Peace Award 2009, ist er Gastredner bei Hunderten von Radio- und Fernsehsendungen und Hauptredner auf nationalen und internationalen Konferenzen.

Seine von 1987 bis 1992 durchgeführten Forschungen an der School of Medicine der Stanford University ergaben, dass unsere Umwelt mittels der Membran das Verhalten und die Physiologie der Zelle kontrollierte und Gene an- und abschaltete. Seine Ergebnisse widersprachen dem etablierten Weltbild, nach dem die Genetik das Leben steuert, und gelten als Vorläufer einer der wichtigsten modernen Disziplinen, der Epigenetik.

www.brucelipton.com

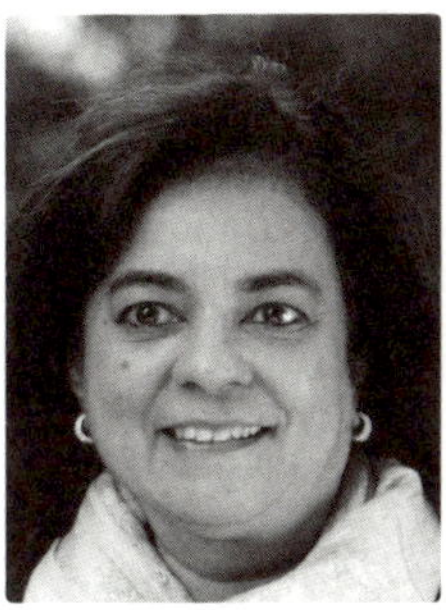

Anita Moorjani

Rednerin, New-York-Times-Bestsellerautorin

Anita Moorjani kam als Kind indischer Eltern in Singapur zur Welt und zog im Alter von zwei Jahren nach Hongkong, wo sie auch den größten Teil ihres Lebens verbrachte. Sie spricht mehrere Sprachen und wuchs gleichzeitig mit Englisch, Kantonesisch und einem indischen Dialekt auf, später lernte sie in der Schule Französisch. Anita arbeitete lange Jahre als Geschäftsfrau, bis im April 2002 bei ihr Krebs diagnostiziert wurde. Wegen dieser Nahtoderfahrung wird Anita weltweit als Rednerin auf Konferenzen und für Events gebucht. Sie ist auch oft in der Fachschaft für Verhaltenswissenschaft der Universität Hongkong zu Gast, wo sie Vorträge über Themen wie den Umgang mit unheilbaren Krankheiten, der Konfrontation mit dem Sterben und der Psychologie spiritueller Erfahrungen hält.

www.anitamoorjani.com

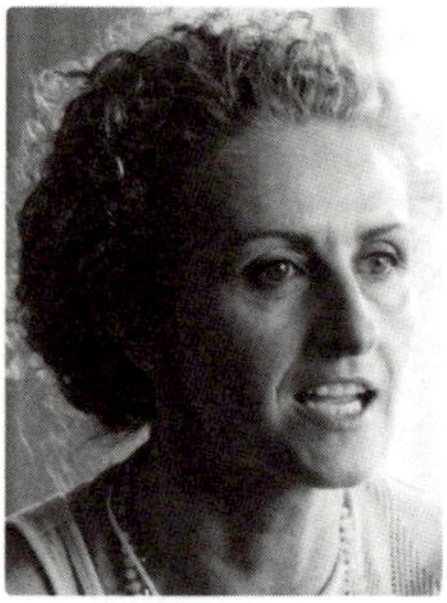

Patti Penn

Begründerin von Pause in Joy, Reiki-Meisterin, ETF-Praktizierende

Patti Penn ist die Begründerin von Pause for Joy, einer spirituell bewussten Gemeinschaft in Los Angeles, die weltweit Schüler hat. Mehr als ein Jahrzehnt lang channelte Patti vier Arbeitsbücher mit der Philosophie des Pause for Joy. Sie stellte damit die nötigen Hilfsmittel, die energetische Neueinstellung und einen Reboot zur Wiedererlangung von Vertrauen in die eigene Intuition zur Verfügung. Ihre Klopfakupressur EFT bietet unbegrenzte Möglichkeiten und dekonstruiert alte Überzeugungen, die die Wahlfreiheit einschränken. Zu ihren Klienten gehören Veteranen mit posttraumatischen Belastungsstörungen, Krebspatienten mit und ohne Chemotherapie und Menschen mit Angst- und Stressstörungen, Trauma, Wut und Furcht.

www.pauseinjoy.com

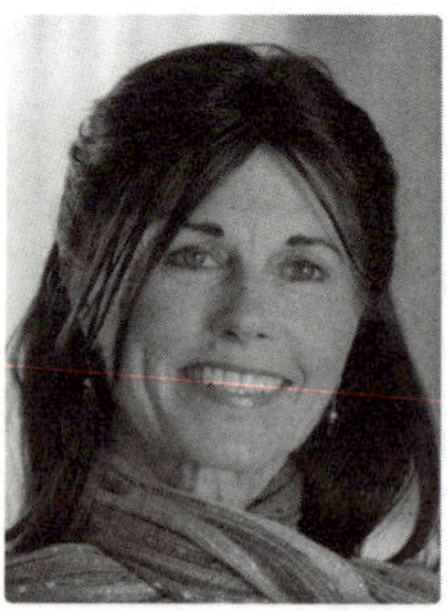

Dianne Porchia, MA, DMBM

Gesundheits- und Wellnesscoach, Geist-Körper-Medizin

Dianne Porchia hat das außergewöhnliche Talent, einschränkende Kernüberzeugungen freizulegen, die auf der unbewussten Ebene sitzen. Sie führt ihre Klienten meisterlich aus ihrem Gedankengeschwätz hinaus und hinein in die Herz-Seelen-Ebene, wo wahrhaft tiefe Heilung und persönliche Transformation stattfinden. Porchias einzigartiger holistischsomatischer Ansatz ist die Überholspur zur Freisetzung vergangener emotionaler Verletzungen, Traumata entmächtigender Überzeugungen, gleichzeitig transformiert er den inneren Saboteur in einen inneren Verbündeten, der die eigenen Zielsetzungen bei Gesundheit, Wellness, Glück, Erfolg und ein Leben im Gleichgewicht unterstützt.

Porchia arbeitet mit vielen Patienten mit Krebs im Endstadium und anderen, die mit stressigen Situationen wie Scheidungen, Burn-out, dem Tod eines geliebten Menschen, Verlust des Arbeitsplatzes und schweren Erkrankungen zurechtkommen müssen. Porchias Techniken beinhalten den somatischen Dialog, Heilarbeit mit dem inneren Kind, heiliges Wutmanagement, mitfühlende Selbstvergebung, neurolinguistische Programmierung NLP, Meditation, Achtsamkeit, Visualisierung, Zwerchfellatmung und Qigong. Porchia bietet Sessions über FaceTime an, außerdem ganzheitliche Seminare zur Lebensbalance in Wellnesszentren und privaten Retreats.

www.porchiaswish.com

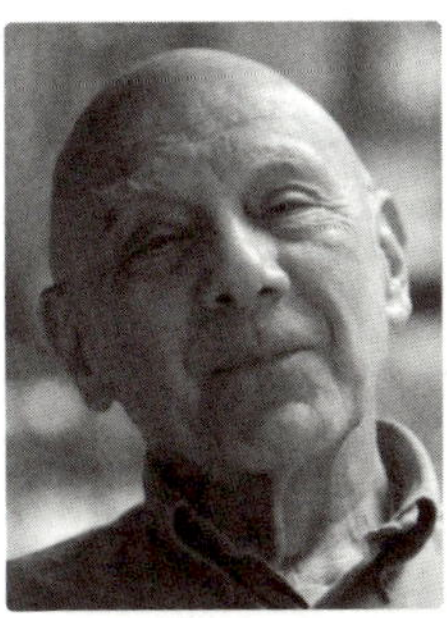

Bernie Siegel, MD

Autor, Redner

Dr. Bernie Siegel – der mit Bernie und nicht mit Dr. Siegel angesprochen werden will – kam in Brooklyn, New York, zur Welt. Er besuchte die Colgate University und das Cornell University Medical College. Er ist Mitglied zweier akademischer Ehrengesellschaften, Phi Beta Kappa und Alpha Omega Alpha, und bestand den Abschluss mit Auszeichnung. Er bildete sich am Yale New Haven Hospital, West Haven Veterans Hospital und am Children's Hospital von Pittsburgh zum Chirurgen weiter. 1989 ging er als klinischer Oberarzt der Chirurgie in Yale (Allgemein- und Kindermedizin) in den Ruhestand, um mit Patienten und ihren Betreuern zu arbeiten. Als Arzt, der unzählige Menschen behandelt und beraten hat, die von tödlichen Krankheiten betroffen waren, folgt Bernie einer Philosophie des Lebens und Sterbens, die bei der medizinischen Ethik und den spirituellen Problemen unserer Zeit Maßstäbe setzt.

www.berniesiegelmd.com

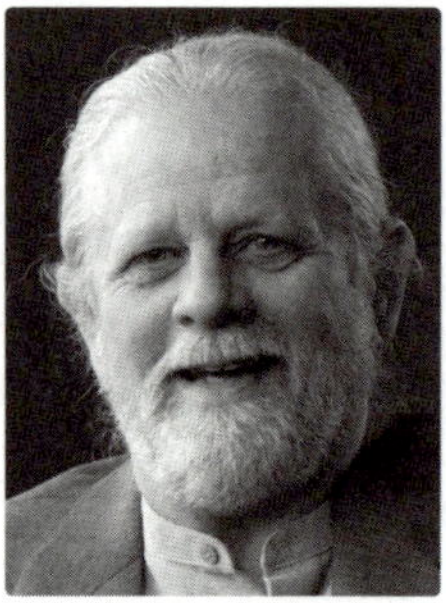

Dr. Jeffrey Thompson, DC, BFA

Neuroakustischer Zauberer

Dr. Thompson gilt weltweit als Experte auf dem Gebiet der akustischen Stimulationshäufigkeit bei Musik-Soundtracks. Selbst ein begeisterter Musiker und Komponist, hat er eine Methode erfunden, um modulierte Klangimpulse einzusetzen, um veränderte Bewusstseinszustände anzuregen, die die Geist-Körper-Heilung optimieren. In der 1990ern wurde Dr. Thompsons Methode der Verwendung von Klang bei der Heilung zu einer der besten alternativen Heilmethoden der USA gewählt. Seine Arbeit wird vom Center for the Study of Complementary und Alternative Therapies (CSCAT) finanziert.

Zurzeit lehrt Dr. Thompson an mehreren Instituten und gesponserten Seminaren, Workshops und Zertifikationskursen.

www.scientificsounds.com

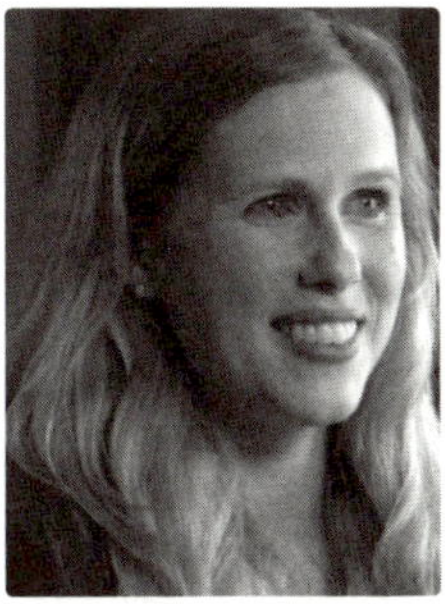

Kelly Turner, PhD

New-York-Times-Bestsellerautorin

Dr. Kelly Turner hat den *New-York-Times*-Bestseller *Radical Remission: Surviving Cancer Against All Odds* geschrieben, der mittlerweile in zwanzig Sprachen erschienen ist. In dem Buch fasst sie ihre Forschungen über die Radikalremission bei Krebs zusammen – wenn jemand ohne Einsatz westlicher Medizin oder wenn die westliche Medizin nicht mehr weiterweiß, vom Krebs heilt. Im vergangenen Jahrzehnt hat sie in zehn Ländern geforscht und über 1500 Fälle von Radikalremissionen analysiert. Sie ist häufig zu Gast bei der *The Dr. Oz Show* und hat einen B.A. von der Harvard University und einen Ph.D. von der University of California, Berkeley.

Jüngst hat Kelly ihren Bestseller unter dem Titel *OPEN-ENDED TICKET* zu einem Drehbuch für einen Spielfilm umgeschrieben. Kelly arbeitet zudem an einer neunteiligen Dokumentarserie, je eine Folge zu einem der neun Heilfaktoren, die ihre Forschungen ergeben haben. Darin werden viele der Menschen mit Radikalremissionen zu sehen sein, die sie für ihr Buch befragte. Sie ist ebenfalls Gründerin der Website des *Radical Remission Project*, auf der neue Fälle von Radikalremission gesammelt werden.

www.radicalremission.com

Dr. Darren Weissman, DC

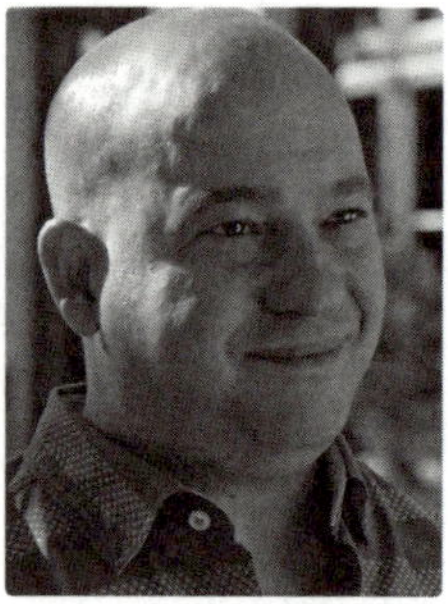

Autor, Gründer des Lifeline Center, Entwickler der LifeLine Technique®

Dr. Weissman ist ein holistischer Mediziner, Chiropraktiker und Bestsellerautor. Er wurde in Filmen wie *E-Motion*, *Making Mankind*, *Beyond Belief* und *The Truth* vorgestellt.

Auf Grundlage seiner lebenslangen Forschungen hat Dr. Weissman 2002 *The LifeLine Technique®* entwickelt. Er gründete The LifeLine Center, das eine ganze Bandbreite individueller Betreuungsdienste und Kurse zur persönlichen Entwicklung anbietet. Dabei soll die kollektive Vision des Weltfriedens durch inneren Frieden erreicht werden. Zusätzlich schreibt Dr. Weissman für Magazine und Blogs, er hält weltweit Workshops und Vorträge, in denen er The LifeLine Technique® durch E-Learning und Live-Kurse lehrt.

www.thelifelinecenter.com

Rob Wergin

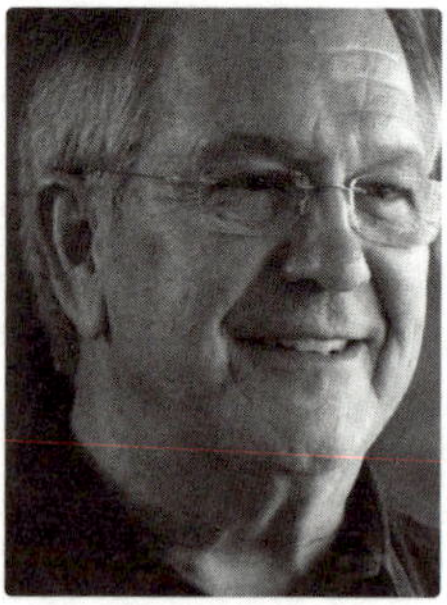

Kanal des Göttlichen

Rob Wergin ist hellsehend, hellfühlend und hellhörend. Schon als Junge konnte er Tiere heilen und mit Geistern sprechen. Man verstand sein Talent nicht, und er vergaß es. Dreißig Jahre lang arbeitete er als Geschäftsmann und erfolgreicher CEO in den Vereinigten Staaten. Dann schlug ihn eines Tages aus heiterem Himmel ein »kosmisches Kantholz«, und in dieser Zeit der finstersten Verzweiflung fragte er nach dem Sinn seines Lebens … *und vernahm die*

Antwort. Seit dieser Zeit widmet Rob sein Leben der Aufgabe als Gefäß des göttlichen Lichts und der göttlichen Liebe. Er hat Zehntausenden Menschen aller Altersstufen und Religionen geholfen.

www.robwergin.com

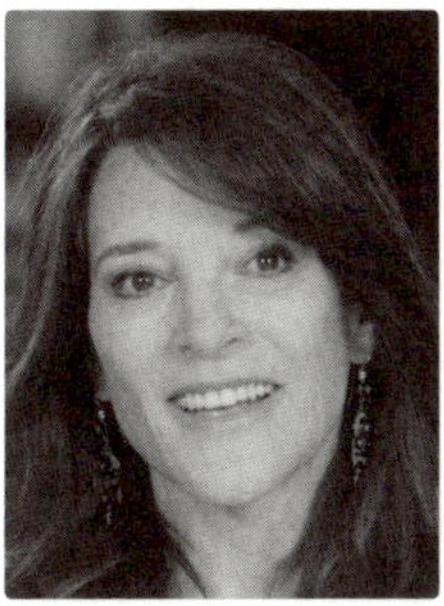

Marianne Williamson

New-York-Times-Bestsellerautorin, Lehrerin

Die international anerkannte spirituelle Autorin und Referentin Marianne ist oft in Fernsehsendungen zu sehen. Vier ihrer zwölf Bücher kamen auf Platz 1 der *New-York-Times*-Bestsellerliste. Ihr Riesenerfolg *A Return to Love* gilt als Standardwerk der neuen Spiritualität. Ein Abschnitt aus diesem Buch gilt als Hymne der gegenwärtigen Generation der Sinnsucher: »Unsere urälteste Angst ist nicht, dass wir uns für unzureichend halten. Unsere urälteste Angst ist, dass wir unermesslich machtvoll sind.«

1989 gründete sie Project Angel Food, Essen auf Rädern für Aids-Patienten im Distrikt Los Angeles, die ans Haus gefesselt sind. Bis heute hat Project Angel Food über acht Millionen Essen ausgegeben.

www.marianne.com

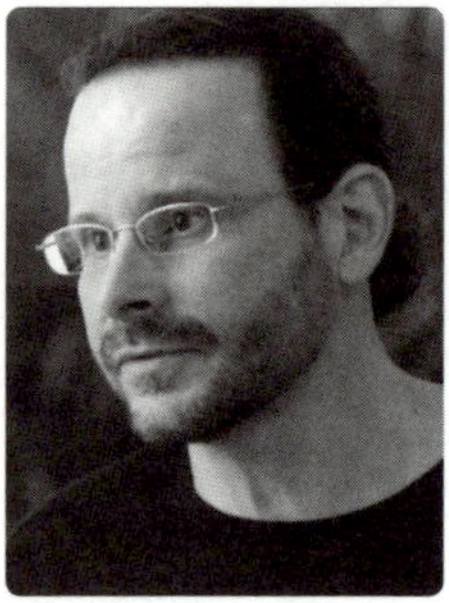

Anthony William

Medizinisches Medium,
New-York-Times-Bestsellerautor

Anthony William kam mit der einzigartigen Begabung auf die Welt, mit einem hochrangigen geistigen Führer sprechen zu können, der ihm außerordentlich präzise medizinische Informationen liefert, die häufig ihrer Zeit voraus sind. Im Alter von vier Jahren schockierte Anthony seine Familie, als er beim Abendessen erklärte, dass seine symptomfreie Großmutter an Lungenkrebs erkrankt war. Diese Diagnose wurde bald danach bei einer medizinischen Untersuchung bestätigt.

Seit über 25 Jahren widmet Anthony sein Leben, Menschen dabei zu helfen, Krankheiten zu überwinden, zu verhindern und die wahre Bestimmung ihres Lebens zu entdecken.

Er hat den *New-York-Times*-Bestseller *Medical Medium: Secrets Behind Chronic and Mystery Illness and How to Finally Heal* geschrieben.

www.medicalmedium.com

Über die Autorin

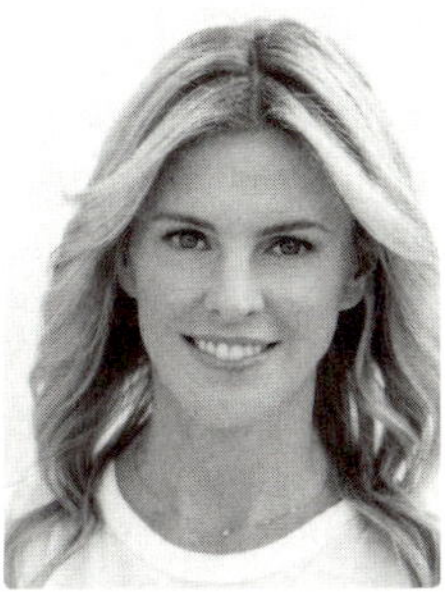
Foto: Annie Shak

KELLY NOONAN GORES arbeitet seit zwanzig Jahren in der Unterhaltungsbranche, zunächst viele Jahre vor der Kamera. 2012 ist sie dazu übergegangen, selbst zu schreiben, Regie zu führen und zu produzieren. Sie gründete Elevative Entertainment mit der Idee, Formate zu schaffen, die informieren, inspirieren und ermächtigen. Sie betrachtet *Heal* als ihre größte Leidenschaft und ihr größtes Lebenswerk. Dies ist Kellys erstes Buch.

www.healdocumentary.com

Endnoten

1 Wullianallur Raghupathi und Viju Raghupathi: »An Empirical Study of Chronicle Diseases in the United States: A Visual Analytics Approach to Public Health.« International Journal of Environmental Research and Public Health, vol. 15(3) (März 2018): 432, wwwncbi.nlm.nih.gov/pmc/articles/PMC5876976/.

2 Susanna Schrobsdorff: »Teen Depression and Anxiety: Why the Kids Are Not Alright«. *Time*, 26. Oktober 2016, http://time.com/4547322/american-teens-anxious-depressed-overwhelmed/.

3 Ramin Mojtabai, Mark Olfson und Beth Han: »National Trends in the Prevalence and Treatment of Depression in Adolescents and Young Adults«. *Pediatrics*, vol. 138, no. 6 (Dezember 2016), http://pediatrics.aappublications.org/content/pediatrics/138/6/e20161878.full.pdf.

4 Jean Twenge: »Time Period and Birth Cohort Differences in Depressive Symptoms in the U.S., 1982–2013«. *Social Indicators Research*, vol. 121(2) (April 2015): 437, https://www.researchgate.net/publication/272011668_Time_Period_and_Birth_Cohort_Differences_in_Depressive_Symptoms_in_the_US_1982-2013

5 Center for Food Safety (Homepage): »About Genetically Engineered Foods«, zugegriffen am 15. Dezember 2018, https://www.centerforfood-safety.org/issues/311/ge-foods/about-ge-foods.

6 National Health Council: »About Chronic Diseases«, zugegriffen am 15. Dezember 2018, http://www.nationalhealthcouncil.org/sites/default/files/NHC_Files/Pdf_Files/AboutChronicDisease.pdf.

7 »Health and Economic Costs of Chronic Diseases«, National Center for Chronic Disease Prevention and Health Promotion: CDC, 11. Februar 2019, www.cdc.gov/chronicdisease/about/costs/index.htm.

8 Emoto Masaru: *Hidden Messages in Water*, trans. David A. Thayne (Hilllsboro, OR; Beyond Words Publishing, 2014), S. 39.

9 Emoto, Masaru: *Hidden Messages in Water*), S. 43.

10 Ariana Eunjung Cha: »Researchers: Medical Errors Now Third Leading Cause of Death in United States«. *The Washington Post*, 3. Mai 2016,

https://www.washingtonpost.com/news/to-your-health/wp/2016/05/03/researchers-medical-errors-now-third-leading-cause-of-death-in-united-states/?noredirect=on&utm_term=.1a27e3fd518d.

11 »Medical Hypnosis overview«, Stanford Health Care, accessed 7. März 2019, standfordhealthcare.org/medical-treatments/c/complementary-medicine/types/medical-hypnosis.html.

12 Deborah Franklin: »How Hospital Gardens Help Patients Heal«. *Scientific American*, 1. März 2012, https://www.scientificamerican.com/article/nature-that-nurtures/.

13 Insook Lee et al.: »Effects of Forest Therapy on Depressive Symptoms among Adults: A Systematic Review«. *International Journal of Environmental Research and Public Health*, 14, no. 3 (März 2017): 321, https://www.researchgate.net/publication/315474109_Effects_of_Forest_Therapy_on_Depressive_Symptoms_among_Adults_A_Systematic_Review.

14 Céline Cousteau, Vorwort zu Wallace J. Nichols: *Blue Mind: The Surprising Science That Shows How Being Near, In, On, or Under Water Can Make You Happier, Healthier, More Connected, and Better at What You Do.* New York: Little, Brown, 2014.

15 Begley, Sharon: »The Brain: How the Brain Rewires Itself«, *Time*, 19. Januar 2007, content.time.com/time/magazine/article/0,9171,1580438,00.html.

16 Human Photonics Laboratory: Virtual Reality Pain Reduction. University of Washington, accessed 2. Januar 2019, depts.washington.edu/hplab/research/virtual-reality/.